Mehdi Tavassoli
Afsaneh Ismaili
Anita Amini

Introdução à Diabetes e seu tratamento

Mehdi Tavassoli
Afsaneh Ismaili
Anita Amini

Introdução à Diabetes e seu tratamento

ScienciaScripts

Imprint
Any brand names and product names mentioned in this book are subject to trademark, brand or patent protection and are trademarks or registered trademarks of their respective holders. The use of brand names, product names, common names, trade names, product descriptions etc. even without a particular marking in this work is in no way to be construed to mean that such names may be regarded as unrestricted in respect of trademark and brand protection legislation and could thus be used by anyone.

Cover image: www.ingimage.com

This book is a translation from the original published under ISBN 978-620-3-85933-1.

Publisher:
Sciencia Scripts
is a trademark of
Dodo Books Indian Ocean Ltd. and OmniScriptum S.R.L publishing group

120 High Road, East Finchley, London, N2 9ED, United Kingdom
Str. Armeneasca 28/1, office 1, Chisinau MD-2012, Republic of Moldova, Europe
Managing Directors: Ieva Konstantinova, Victoria Ursu
info@omniscriptum.com

Printed at: see last page
ISBN: 978-620-4-03257-3

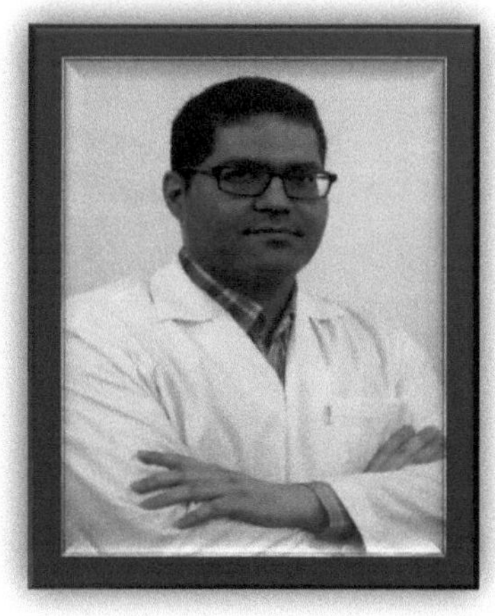

Dr. Mehdi Tavassoli

Professor Assistente de Ortopedia, Universidade Babol de Ciências Médicas, Irão

Afsaneh Ismaili

Licenciatura em Anestesiologia na Shahrekord Medical University, Irão

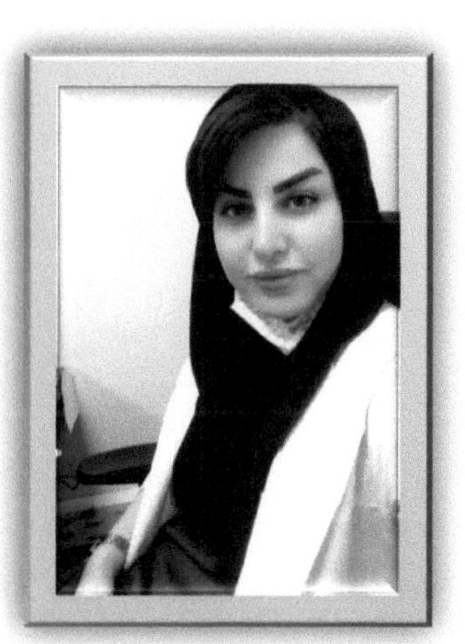

Anita Amini

Engenharia Industrial - Otimização de Sistemas Ph.D. Health System Researcher, Irã

Este Livro é dedicado a

da minha família

Conteúdo

Introdução e declaração do problema

O diabetes é uma das doenças endócrinas mais comuns que, devido à variabilidade dos padrões de diagnóstico, é difícil determinar a sua verdadeira extensão. O número de pessoas com diabetes nos Estados Unidos é de 16 milhões, e uma em cada 20 pessoas tem diabetes mellitus. A diabetes é uma doença grave causada pela falta de insulina no corpo e leva a distúrbios circulatórios. 5-6% dos americanos têm diabetes.

As causas e o desenvolvimento de úlceras em pacientes diabéticos são complicações neuropáticas (distúrbios neurológicos) ou isquêmicas (distúrbios circulatórios). Em pacientes diabéticos, a isquemia e a infecção estão entre os problemas mais graves que podem até colocar um diabético em risco. Quanto à prevalência da diabetes no Irão, de acordo com as últimas estatísticas, o número de pacientes é superior a 3 milhões, o que inclui 2,5% rurais e mais de 5% urbanos. O diabetes é uma das doenças que se ocorrer e se os pontos essenciais como o controle permanente do açúcar no sangue não forem observados, levará a muitas complicações e a maioria dessas complicações, como a amputação do membro (perna), são irreparáveis e custam muito caro. Como as infecções e as úlceras nos pés dos diabéticos são frequentemente mais resistentes aos tratamentos normais, os dias que estes pacientes passam nos hospitais para tratamento são mais longos do que aqueles gastos em outras complicações da diabetes. No nosso país, devido ao facto de os testes microbiológicos não estarem equipados em termos de meio de cultura (especialmente cultura anaeróbica) e a carga de trabalho aumentar devido à natureza polimicrobiana da infecção nos laboratórios. Devido a isso, a taxa de tais estudos será menor. Isto é especialmente importante para áreas remotas e desfavorecidas do nosso país que têm menos instalações laboratoriais e outro objectivo deste estudo é concentrar a opinião de médicos respeitados sobre a importância de cultivar tais feridas e infecções.

Capítulo I
Introdução

História da diabetes

A diabetes é uma das doenças mais antigas conhecidas. No papiro hebraico de 1500 a.C., os seus sinais são mencionados. Os antigos chineses descreveram-na como uma sede insaciável, e os médicos indianos no século VII descreveram o sabor da urina como doce. Artueu chamou-lhe Siphan em 70 d.C. devido à sua natureza rica. Médicos iranianos pós-islâmicos descreveram a doença com base no nome grego, incluindo Dhikria Razi em Al-Hawi e Ibn Sina, que se referiram ao sabor doce de alguns pacientes com incontinência urinária [1-3].

Em 1674 Thomas Willis considerou a diabetes mais atenção e recebeu a urina em alguns pacientes com doce e em outro lote, apesar do alto sabor da urina, então o primeiro grupo era o diabetes e o segundo grupo de diabetes com sabor de nome. Da mesma forma, o Mellitus termina a doçura do diabetes.

Thomas Cawley foi a primeira pessoa que apontou o envolvimento do pâncreas no diabetes, em um artigo que ele publicou em 1788 no London Medical Journal, descreveu o caso do diabetes na autópsia, degradação significativa do pâncreas Tornou-se Por esta razão, é provável que a doença pancreática seja devida à causa e ao efeito do diabetes [4].

Em 1829, Boucharda provou a relação entre o tipo de nutrição dos pacientes açucarados com sua glicose urinária, que mais tarde foi identificada no estudo.

Em 1833, Peligot adquiriu a substância urinária e chamou-lhe glicose.

Em 1844, o Calodburnard francês provou o ato de produzir glicogênio pelo fígado e mostrou a origem do glicogênio hepático a partir da glicose no sangue. Em 1869, Langerhans notou uma ilha de células especiais no pâncreas, que agora é conhecida como as Ilhas Langerhans [5].

A importância do pâncreas foi comprovada em 1889 por Oskar Minkowski, ele mostrou à cooperação von mering como a pancreatectomia causa a coleta de urina e insetos em torno do animal. Gastace Lagusser sugeriu que as ilhas de Langerhan possivelmente têm uma secreção endócrina.

Em 1914, esta ilustração dizia: "O corpo da diabetes não pode usar açúcar como uma pessoa saudável e para compensar este defeito que a quantidade de açúcar aumenta até que mais açúcar seja usado e se não prestarmos atenção a isto, e reduzirmos o açúcar no sangue com instrumentos artificiais. Temos ajudado a perturbar a nutrição. Por esta razão, se removermos material hidrocarbónico da dieta do paciente diabético, com glicismo não é elevado, o paciente será afectado pela acidose [6].

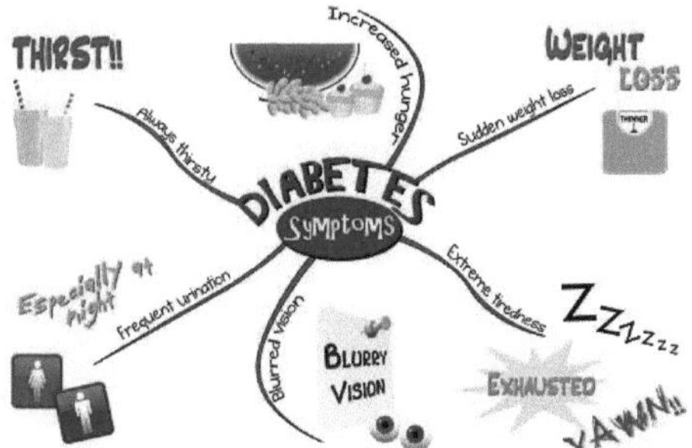

Figura 1. Diabetes

Em 1921, o cirurgião canadense Fredrick Banting e seu aluno Charles Best foram os primeiros a conseguir isso. Eles mostraram que seus extratos extraídos do pâncreas diminuíram os níveis de açúcar plasmático em cães com pancreatectomia. Eventualmente, Colip e seus colegas conseguiram isolar a substância secretada do pâncreas, que está envolvida na redução do açúcar no sangue, e a chamaram de insulina.

Em 1924, Ambar, em colaboração com Schmidt, provou que a diabetes era o resultado de uma diástoase [7].

Em 1936, Hagedorn da Dinamarca provou que se a insulina fosse misturada com certas substâncias, como a protasina, teria um efeito mais prolongado. Em 1944, a retinopatia diabética foi considerada por Ballantyne e Loewenstein.

História do pé diabético

Os médicos reconhecem que a doença vascular periférica é uma condição muito grave. Calcificação avançada da aorta foi encontrada em uma múmia egípcia de 2500 AC e aterosclerose calcificada nas veias das extremidades da múmia de Ramsés II de 1290-1223 AC.

No ano 400 a.C., Hipócrates considerou que a principal forma de cura era cortar as partes feridas, que provavelmente foram afectadas pela gangrena após trauma ou bloqueio das artérias. Uma história de gangrena do pé é encontrada na Bíblia (Torá e Bíblia), que pode ser o primeiro caso de diabetes: No trigésimo nono ano do seu reinado, o rei Asa contraiu gangrena nas pernas. Ele não pediu ajuda a Deus, mas se voltou para os médicos. "Finalmente, no quadragésimo primeiro ano de seu reinado, ele se uniu aos seus antepassados" [8].

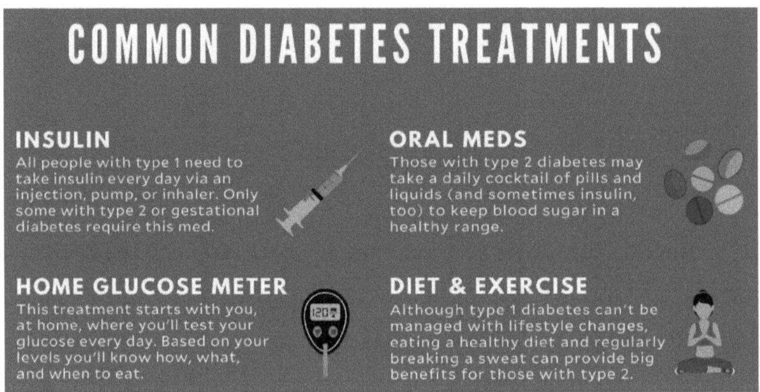

Figura 2. Sinais de Diabetes, Sintomas, Tipos, Causas, Tratamentos e Mais

Não havia instrução na Bíblia a não ser orar pela cura do pé, e até 1500, a oração era o único remédio para a cura. "Eu só ligo a ferida e Deus a cura", disse Ambroise-Pare, um cirurgião do exército francês do século 16.

A primeira evidência de amputação de imagem é obtida a partir de um livro sobre cirurgia de feridas de 1517, que mostra o cirurgião praticante Hans van Gersdorff. A operação (amputação) foi esquecida até o século XVII, quando as amputações não só incluíam a cirurgia pós-traumática como também eram utilizadas para úlceras e abcessos do pé. Em meados do século XVIII, Syma realizou uma amputação da articulação do tornozelo, época em que a anestesia do éter foi introduzida pela primeira vez e, ao mesmo tempo, a associação de diabetes e gangrena foi descrita por Marchal [9].

Durante o ano, Heidenhain revisou a relação entre diabetes e pernas e, observando a gangrena, sugeriu níveis e seções para a amputação.

Estudos de autópsia em pacientes diabéticos até 1930 mostraram que 29% das pessoas tinham gangrena na hora da morte. Dados da clínica Joslin entre 1923 e 1969 determinaram a necessidade de amputação para 22 a 40% dos seus pacientes diabéticos. Parece que sim. No clássico estudo de autópsia de Bell, dos 2.130 diabéticos estudados, 1.911 morreram até 1955, dos quais 21% tinham gangrena, 53 a 71 vezes mais do que os não diabéticos. Em 1952, Silbert relatou: Dos 294 casos, 65% sobreviveram durante 3 anos e 41% durante 5 anos após a amputação. Oito anos depois, Ecker e Kacobs obtiveram informações semelhantes. Ou seja, dos 103 pacientes, 61% sobreviveram até 3 anos após a primeira amputação.

Em 1954, Kund Lundback propôs a teoria do envolvimento difuso e específico de pequenos vasos sanguíneos [10].

Em 1976, o Louie matou 20 úlceras do pé diabético. De cada ferida foram obtidas 5,8 amostras bacterianas (3,2 aeróbicas e 2,6 anaeróbicas) para os principais isolados, espécies bacterioides (17 casos), Peptococcus (16 amostras), Proteus (11 amostras), Enterococcus (9 casos), Staphylococcus aureus (7 casos), Clostridium (7 casos) e E. coli (6 casos). Sapico et al. Obtiveram resultados semelhantes em 1984. A taxa de mortalidade em 1920 foi reduzida de 20% para 5% em 1960 e em 1985 para 1,5 a 3%, o que só foi possível com o uso de antibióticos [11].

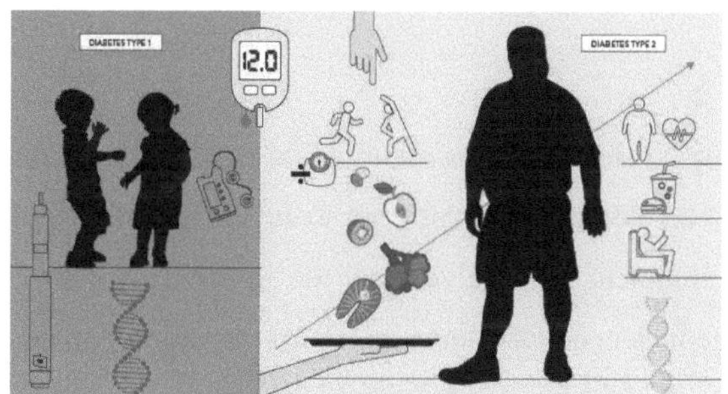

Figura 3. Diabetes

Diabetes mellitus

Definição: Diabetes mellitus ou diabetes mellitus inclui um grupo heterogêneo de doenças metabólicas caracterizadas por hiperglicemia e distúrbios do metabolismo de carboidratos, gorduras e proteínas. Estas doenças são causadas por defeitos na secreção de insulina, na eficácia da insulina, ou em ambos. A hiperglicemia de jejum e a hiperglicemia pós-prandia são as principais causas de complicações agudas, de curto prazo e tardias desta doença crônica. O diabetes é uma das principais causas de insuficiência renal avançada (DRGE), novos casos de cegueira e casos não-traumáticos de amputação das extremidades inferiores. A doença cardiovascular é a principal causa de morte por diabetes e a prevalência desta doença em diabéticos é 2 a 5 vezes superior à da população em geral.

Classificação

Uma maior compreensão das origens e de como a diabetes foi criada tornou possível reconsiderar a classificação da diabetes. Esta classificação, anteriormente baseada em considerações de tratamento como insulino-dependente (IDDM) e não insulino-dependente (NIDDM), é agora baseada na etiologia da doença. Todo paciente diabético, independentemente do tipo de diabetes, precisa ser prescrito de insulina em algum estágio da doença.

Diabetes tipo 1 e 2

O processo patológico subjacente na maioria dos pacientes com diabetes tipo 1 (5 a 10% da população com diabetes) é a destruição auto-imune das células da ilhotas beta pancreática com completa falta de secreção de insulina. A doença está fortemente associada ao antigénio leucocitário humano (HLA) e a vários marcadores de anticorpos imunossupressores. Em alguns doentes com diabetes tipo 1, a patogénese da doença é desconhecida (idiopática). Os doentes que sofreram danos ou falhas das células beta devido a causas auto-imunes identificáveis não se enquadram nesta categoria.

DIABETES MELLITUS
TYPE 1 VS TYPE 2

TYPE 1 DIABETES	TYPE 2 DIABETES
• Occurs when the pancreas is unable to produce enough insulin • Tends to develop at a young age • Cannot be prevented • Require insulin therapy	• Occurs due to insulin resistance (i.e. when the body does not respond well to insulin) • Tends to develop at an older age • Can be prevented with lifestyle changes • Can be managed with lifestyle modifications alone if diagnosed early

• Both share symptoms of frequent urination, increased thirst, extreme hunger, unintentional weight loss, fatigue, blurry vision, sores or wounds that heal slowly, and numbness and tingling sensation in hands and feet.

• Both can benefit from lifestyle modifications such as a healthy diet, physical activity, blood sugar level monitoring, and management of stress and other existing health conditions.

Figura 4. Diabetes Tipo 1 vs Diabetes Tipo 2: Causas, Sintomas e Prevenção

A diabetes tipo 2 (90% a 95% da população com diabetes) é causada por combinações variáveis de resistência à insulina e defeitos na secreção de insulina, e uma destas duas anomalias prevalece em pacientes diferentes. A diabetes tipo 2 é diagnosticada em crianças pequenas de 6 anos de idade e pode ser responsável por 25 a 33% dos novos casos de diabetes em adolescentes de 9 a 19 anos de idade.

O diabetes tipo 1 também pode ocorrer em idosos. Esta condição é por vezes descrita como diabetes autoimune latente mellitus em adultos (ou como diabetes autoimune tardia ou diabetes tipo 2). Esta condição pode ser responsável por muitos casos de diabetes do tipo 2, que anteriormente se pensava serem do tipo 2, e muitos casos requerem insulina.

Os pacientes do tipo 1 que mais tarde se tornam obesos e desenvolvem resistência à insulina são referidos como diabetes duplo hibrido. A hiperglicemia é um sintoma característico da diabetes e sua gravidade muda com o tempo e indica a gravidade do processo da doença subjacente e a eficácia do tratamento. Mas não é um sinal de mudança na natureza do processo da doença.

Diabetes tipo 3

Pesquisadores do Rhode Island Hospital e da Brown Medical School descobriram que o cérebro humano, como o pâncreas, é capaz de produzir insulina. Depois de descobrir isto, foi descoberta a existência da diabetes tipo 3. Parece haver uma ligação entre a insulina secretada no cérebro e a doença de Alzheimer.

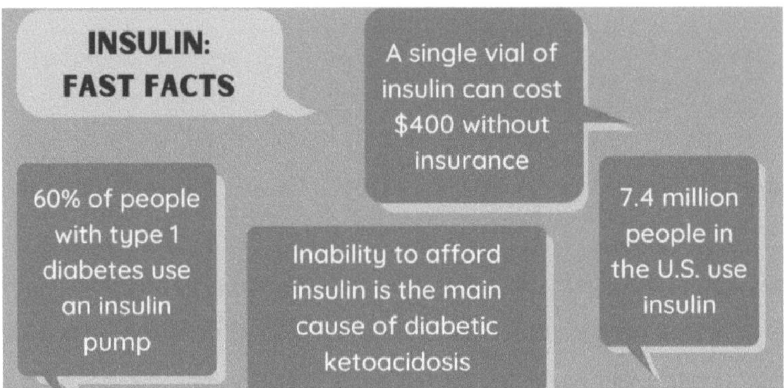

Figura 5. Insulina: Tipos de insulina, agulhas, bombas, canetas e porque é que a insulina é tão cara

Outros tipos específicos de diabetes

Este grupo representa de 1 a 2% dos casos de diabetes. A diabetes puberdade juvenil (tipos 1 a 5) é herdada autossomicamente, e a hiperglicemia ocorre a partir dos 25 anos de idade O .diabetes induzido por drogas ou diabetes induzido por químicos são dependentes do agente causador e incluem destruição de células beta (droga para morte de ratos vacinados, pentamidina intravenosa, interferão alfa com auto-anticorpos), disfunção insulínica (ácido nicotínico (glicocorticóides), resistência insulínica ambiental e dificuldade de conversão da pronsulina em insulina (inibidores da protease). Em alguns tipos de diabetes mellitus, os anticorpos receptores de insulina podem causar resistência insulínica.

Diabetes mellitus gestacional

refere-se a um tipo de intolerância à glicose que ocorre durante a gravidez e que se resolve após o parto. Ocorre em 2 a 5% das gravidezes e pode afectar até 14% das pessoas em algumas comunidades e é responsável por 90% dos casos de diabetes durante a gravidez. Se esta condição não for diagnosticada ou tratada, pode ter consequências tanto para a mãe como para o feto.

Comparison of type 1 and 2 diabetes		
Feature	**Type 1 diabetes**	**Type 2 diabetes**
Onset	Sudden	Gradual
Age at onset	Any age (mostly young)	Mostly in adults
Body habitus	Thin or normal	Often obese
Ketoacidosis	Common	Rare
Autoantibodies	Usually present	Absent
Endogenous insulin	Low or absent	Normal, decreased or increased
Concordance in identical twins	50%	90%
Prevalence	Less prevalent	More prevalent - 90 to 95% of U.S. diabetics

Figura 6. Diabetes Tipo 1 vs Tipo 2

Síndrome metabólica

Esta condição, também chamada síndrome de resistência à insulina, síndrome de Reaven e síndrome de X, não é um subconjunto da diabetes, mas está intimamente relacionada com ela. Esta síndrome é um conjunto de achados clínicos e laboratoriais que incluem: intolerância à glicose, resistência à insulina (fator etiológico comum), hiperinsulinemia (compensatória), obesidade (central, abdominal ou visceral), aumento da atividade do sistema nervoso Simpático, diabetes tipo 2, hiperlipidemia após a alimentação, distúrbio de fibrinólise, hiperaurritmia, inflamação sistêmica, disfunção endotelial, dislipidemia e hipertensão arterial. Esta síndrome está associada a um aumento significativo do risco de doença artrosclerótica vascular.

Diagnóstico

A razão para encaminhar pacientes diabéticos depende do tipo de diabetes e do estágio do processo da doença. Pacientes com diabetes tipo 1 frequentemente apresentam sintomas clássicos agudos de hiperglicemia, incluindo consumo excessivo de álcool, hiperemia, perda de peso e, em menor grau, obesidade, visão embaçada e prurido. 25% desses pacientes apresentam cetoacidose diabética pela primeira vez. Em pacientes com diabetes tipo 2, a doença existe frequentemente durante anos após o diagnóstico (média de 4 a 7 anos) e cerca de 50% dos pacientes têm complicações cardiovasculares no momento do diagnóstico.

A gravidade dos sintomas é inferior ao tipo 2, e os sintomas podem estar na forma de letargia e fadiga nesta população são geralmente mais velhos. A hiperglicemia crônica pode estar associada a retardo de crescimento, suscetibilidade a infecções (como balanite, vaginite) e cicatrização lenta de feridas. Os factores de risco para a diabetes tipo 2 são apresentados na Tabela 2, que incluem estilo de vida sedentário, má nutrição e excesso de peso. Para o diagnóstico, pode ser usada qualquer uma das três medições de glicose sérica listadas na tabela Diabetes Mellitus e a existência desta doença deve ser confirmada no dia seguinte com um destes três métodos de medição.

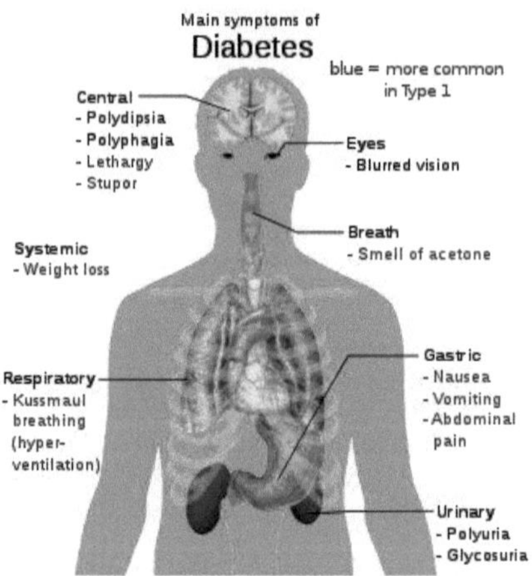

Figura 7. Diabetes

Patogénese

Diabetes Tipo 1: A diabetes tipo 1 é geralmente uma doença auto-imune na qual certos factores ambientais (microbianos, químicos, dieta) desencadeiam uma reacção auto-imune em indivíduos geneticamente predispostos (HLA_DR3 e/ou HLA_DR4) em 90 a 95% dos doentes com o tipo 1 Este número é de 45 a 50% da população total). A destruição das células beta das ilhotas de Langerhans (principalmente devido a factores imunogénicos celulares) está associada ao aparecimento de vários auto-anticorpos contra os componentes das células beta.

Estes anticorpos (por vezes devido à libertação de antigénios após a morte das células beta) servem como marcadores de degradação imunitária. Na fase dos sintomas clínicos, a massa crítica das restantes células beta (cerca de 10%) é incapaz de manter a secreção de insulina para manter os níveis normais de açúcar no sangue.

Uma vez diagnosticada a doença e iniciada a insulinoterapia, a função das células beta restantes pode melhorar um pouco. Assim, a necessidade de insulina externa é muito reduzida (período de lua-de-mel). Este período geralmente dura 2 meses, mas pode durar até um ano. O paciente deve receber insulina durante este período. Mesmo que a quantidade de insulina que se recebe seja muito pequena. No final deste período, a secreção de insulina da célula beta é completamente interrompida. Se a insulina não for substituída, ocorrerá uma DKA.

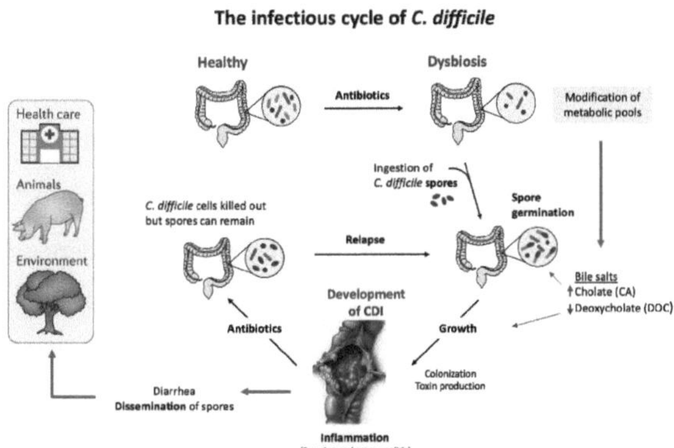

Figura 8. Bruno Dupuy - Patogênese dos Anaeróbios Bacterianos

O papel da genética no desenvolvimento da diabetes tipo 2 foi identificado. Mas ainda não foi bem explicado e factores como a natureza heterogénea da doença e a influência de factores adquiridos complicam-na.

A fisiopatologia desta doença tem quatro componentes principais: resistência insulínica, disfunção das células beta, regulação deficiente da produção de glicose hepática (HGP) e absorção anormal de glicose no intestino. A resistência insulínica é causada por um defeito na transmissão intracelular de uma mensagem após a ligação da insulina ao receptor.

Isto reduz a transferência activa da glicose intracelular. Na fase pré-emergência dos achados clínicos, as células beta pancreáticas compensam a resistência genética ambiental à insulina (em músculo, tecido adiposo e fígado) aumentando a produção de insulina (hiperinsulinemia) e mantendo os níveis de açúcar no sangue normais (euglicemia).

Eles têm. Alguns pacientes são identificados nesta fase que não têm sintomas clínicos. Com o tempo, as células beta perdem gradualmente a capacidade de compensar o aumento progressivo da resistência à insulina (fase IGT / IFG) e eventualmente hiperglicemia com sinais clínicos de diabetes mellitus.

Ainda há secreção de insulina nesta fase mas não está na faixa normal e ocorre uma deficiência relativa. Classicamente, o primeiro estágio da secreção de insulina é perdido devido à estimulação da glicose (que atinge seu pico em 10 minutos), depois o segundo estágio diminui gradualmente (começa 30 minutos após a captação da glicose e atinge seu pico em 60 minutos). As características da disfunção das células beta incluem secreção irregular e pulsante de insulina, efeito estimulante da glucosamina, secreção de insulina (incrementos: polipéptido insulinotrópico dependente de glucose-dependente (GIP) e peptídeo tipo 1 semelhante ao glucagon), insulina (devido à disfunção protease), acúmulo de polipéptido amilóide de ilhotas, aumento da secreção de glucagon das células alfa de ilhotas e toxicidade da glicose. A toxicidade da glicose refere-se ao efeito da hiperglicemia crônica na diminuição da secreção de insulina (através da hipersensibilidade das células beta) e da atividade da insulina (devido ao aumento da resistência à insulina e da atividade do receptor de insulina tirosina quinase).

A toxicidade da glicose é uma função da duração e gravidade da hiperglicemia e está envolvida na exacerbação progressiva da hiperglicemia. O aumento dos níveis de ácidos gordos livres, devido à rápida lipólise e tecido adiposo na relativa ausência de insulina, tem também um efeito tóxico nas células beta (toxicidade da gordura) e, juntamente com a absorção de glicose pelas proteínas intracelulares, contribui para a falência destas células.

Os ácidos gordos livres estão envolvidos, aumentando o número destas células. Os ácidos gordos livres agravam a hiperglicemia aumentando a oxidação no músculo, músculo esquelético e fígado, onde a absorção de glicose diminui e a gluconeogénese aumenta. Em pessoas obesas, o aumento da liberação de ácidos graxos livres de gordura visceral aumenta a produção de triglicerídeos no fígado e pode perturbar o metabolismo da insulina no fígado e levar à hiperinsulinemia.

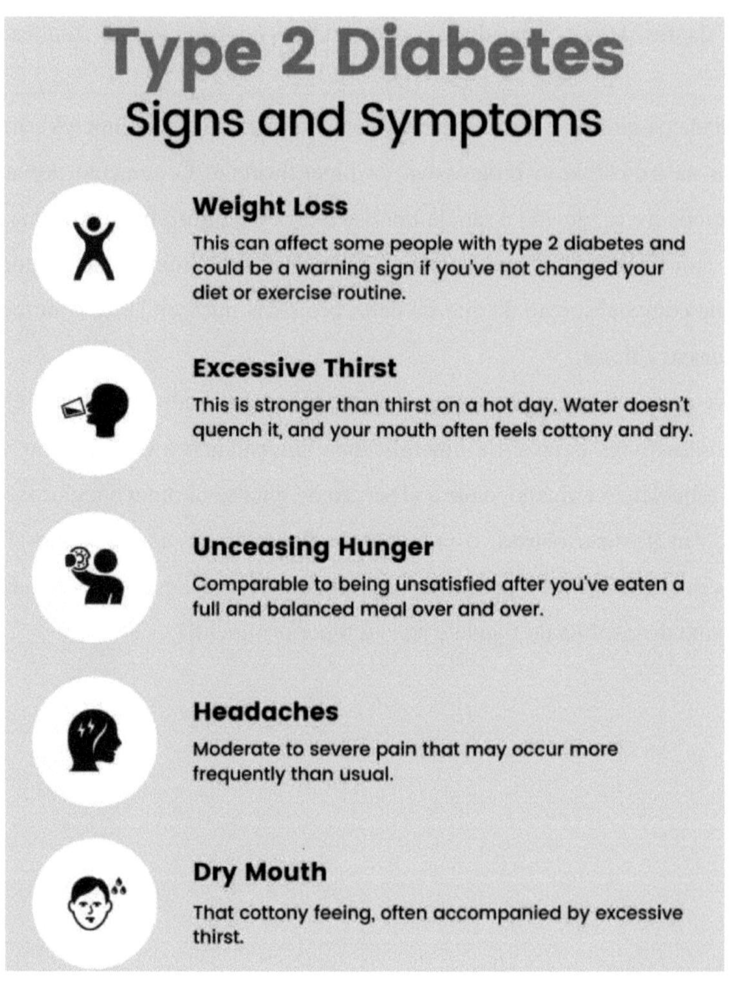

Figura 9. Sintomas, Causas, Diagnóstico e Tratamentos de Diabetes Tipo 2

Antes do início da hiper hiperglicemia de jejum, nos estágios posteriores da hiperinsulinemia compensatória, geralmente pode ser observado metabolismo anormal da glicose pós-prandial e (tolerância à glicose comprometida), que não se manifesta clinicamente.

A intervenção terapêutica nesta fase previne o aparecimento da diabetes tipo 2 ou atrasa o seu aparecimento. A contribuição relativa da resistência à insulina e o papel da secreção de insulina no desenvolvimento da doença varia nos diferentes pacientes. A resistência à insulina desempenha um papel fundamental na maioria dos pacientes obesos (cerca de 80 a 90% nos Estados Unidos), mas a secreção de insulina é mais importante em pacientes com peso normal.

O aumento da produção de glicose hepática (HGP) (25 a 50% mais que o normal) deve-se à supressão insuficiente da gluconeogénese hepática (devido à resistência hepática aos efeitos da insulina) e esta condição é exacerbada pela diminuição da secreção de insulina das células beta defeituosas. O HGP aumenta drasticamente após uma refeição, e os níveis basais aumentam variáveis. No fígado diabético, também ocorre uma diminuição da produção de glicogénio e um aumento da produção de gordura.

A hiperglicemia, com ou sem envolvimento do sistema nervoso autônomo, pode estar envolvida em comprometimento da motilidade gástrica (sintomática ou assintomática) e alterações na quantidade e no tempo de absorção de glicose (geralmente aumentada). Alterações na absorção de glicose exacerbam a hiperglicemia em estágios posteriores e um ciclo defeituoso. A disfunção endotelial é a causa subjacente e a extensa escalpopatia observada em pacientes diabéticos. A resistência à insulina e a hiperinsulinemia resultam em defeitos na produção de óxido nítrico vascular e vasodilatação induzida pela insulina, o que provoca a proliferação de células musculares lisas vasculares.

Múltiplos marcadores da fase aguda da inflamação (incluindo interleucina-6 e proteína C reativa (DRP)) são vistos em pessoas com tolerância à glicose comprometida, ou diabetes recentemente diagnosticado, e casos de aterosclerose.

A amilina é um hormônio peptídeo que é secretado pela insulina das células beta pancreáticas e é pensado para reduzir o esvaziamento gástrico pós-prandial (resultando em uma absorção mais lenta de carboidratos) e pela supressão da secreção de glucagon para controlar o açúcar no sangue pós-prandial. Ao destruir as células beta (tipo 1), atrofia ou insuficiência destas células (tipo 2), a secreção de insulina e amilina é reduzida.

Complicações

Complicações agudas incluem hipoglicemia, acidose láctica e cetoacidose diabética, e síndrome hiperosmolar não cetônica.

Hipoglicémia

A hipoglicemia é definida como uma diminuição da glicemia para níveis abaixo do normal. A glicose plasmática é mantida na faixa estreita de 72 a 144 mmg / dl (4 a 8 mmol por litro) todos os dias por vários fatores neurológicos e hormonais. A interrupção de qualquer um destes mecanismos reguladores do glucosímetro pode levar à hipoglicemia. A hipoglicémia clinicamente grave é rara.

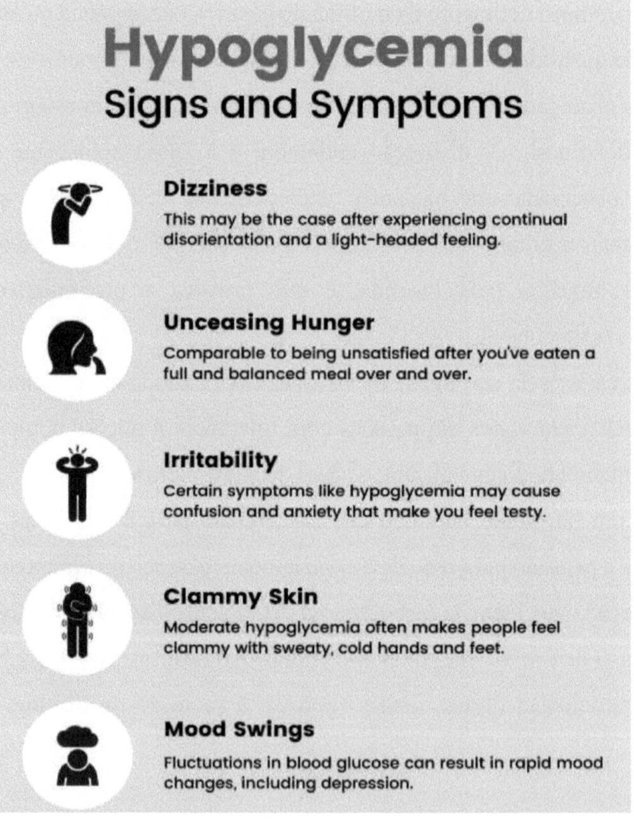

Figura 10. Hipoglicémia Sintomas, Causas, Diagnóstico e Tratamentos - Causas, sintomas, diagnóstico

Sinais e sintomas de hipoglicemia na presença de baixas concentrações de glucose plasmática (menos de 45 mg / dL) que se resolvem com concentrações normais de glucose plasmática. Baixos níveis de glicose plasmática não são considerados hipoglicemia clínica sem os sinais ou sintomas correspondentes.

Cetoacidose diabética: (DKA)

É mais comum em pacientes com diabetes tipo 1, mas também pode ser visto em diabetes tipo 2, especialmente em doenças agudas. A DKA é definida como em pacientes com deficiência parcial ou total de insulina que satisfazem os seguintes critérios:

1- Hiperglicemia: Nível de glucose plasmática superior a 250 mg / dL.

2- Cetose: Aumento moderado a severo das cetonas no sangue (cetonas positivas em diluição sérica ou mais ou concentração sérica de beta-hidroxibutirato superior a 0,5 mmol / dL) e cetonúria moderada (+2 a +3 pelo método do nitroprussiato).

3- Acidose: pH igual a 7,3 ou menos ou bicarbonato de 15 mEq / L ou menos.

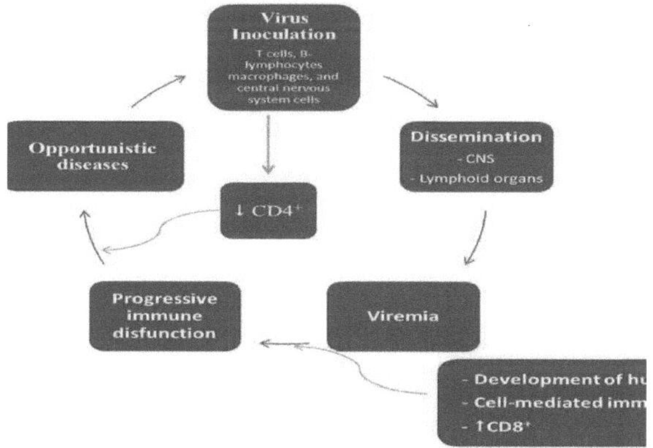

Figura 11. Diagrama que ilustra os estágios da patogênese

Anormalidades metabólicas e plasmáticas concomitantes incluem desidratação (desidratação), aumento da osmolalidade (geralmente menos de 320 mmol / kg de peso corporal), aumento da lacuna aniônica em mais de 12 mEq/L, aumento do soro, aumento da contagem de glóbulos brancos e hipertrigliceridemia). As complicações subjacentes à AQD incluem: infecção (30%) (frequentemente infecções respiratórias ou de escritório), diabetes de início tardio (25%), problemas de insulina (20%), stress e muitas outras causas menos comuns, deficiência de insulina e o aumento de hormonas de regulação cruzada da insulina levam ao aumento da produção de glicose hepática e à diminuição do consumo periférico de glicose, levando à hiperglicemia e hiperosmolaridade, seguida de diurese osmótica, excreção de electrólitos (Na, K, 2 Ca, Mg2+ , Cl-) e desidratação.

A ativação da lipase insulino-sensível estimula a liberação de ácidos graxos livres do tecido adiposo, que produzem corpos cetônicos no fígado oxidado. A redução do uso ambiental de cetonas durante a carência de insulina provoca cetose e acidose metabólica.

Síndrome hiperosmolar não cetônica (INKS)

Esta síndrome ocorre exclusivamente em pacientes com diabetes tipo 2 que são idosos e com restrições físicas e têm acesso limitado à água. A forma como é feita é semelhante à cetoacidose diabética. Mas a sua diferença da cetoacidose é a hiperglicemia mais grave e a relativa falta de acidose e cetonemia e maior gravidade da desidratação. Os níveis de ácidos gordos livres são baixos, resultando na ausência de corpos cetónicos e menos náuseas e vómitos. Os níveis elevados de ácido láctico são causados por um fornecimento insuficiente de sangue aos tecidos e são mais severos do que a cetoacidose.

A resistência à insulina está normalmente presente e está associada a níveis normais ou elevados de insulina. Trinta a 40% dos pacientes com mais de 65 anos de idade que apresentam síndrome hiperosmolar não foram previamente diagnosticados com diabetes. A síndrome hiperosmolar não cetônica geralmente se desenvolve gradualmente ao longo de dias a semanas. Complicações incluem: infecção, obstrução, trombose mesentérica, embolia pulmonar, diálise peritoneal, insolação, hematoma subdural hipodérmico, queimaduras graves.

Algumas destas condições podem ser causadas por uma desidratação grave e um deficiente fornecimento de sangue aos tecidos devido à hiperosmolaridade.

Complicações crônicas

Estes efeitos secundários incluem: Complicações microvasculares (nefropatia, retinopatia, neuropatia) e complicações grandes ou cardiovasculares (hipertensão, doença arterial coronária, doença vascular periférica, doença cerebrovascular). Vários mecanismos diferentes são responsáveis pela ocorrência de complicações crônicas, incluindo: ativação da via do poliol (com acúmulo de sorbitol), formação de proteínas glicosiladas e produtos finais de glicação avançada (proteínas de glicação reticulada). Metabolismo lipídico, aumento do dano oxidativo, hiperosimia, fluxo sanguíneo excessivo para alguns tecidos, aumento da viscosidade, disfunção plaquetária (aumento da agregação plaquetária), disfunção endotelial e ativação de vários fatores de crescimento.

Complicações de pequenos vasos sanguíneos

Nefropatia: A nefropatia diabética é a causa mais comum de insuficiência renal avançada (DRGE) nos países desenvolvidos e é responsável por cerca de 30% dos casos. Cerca de 20 a 30% das pessoas com diabetes tipo 1 e tipo 2 desenvolvem nefropatia e sua incidência aumenta com o aumento da duração da doença.

A incidência de DREE é menor em pacientes com diabetes tipo 2 do que em pacientes com diabetes tipo 1. (Esta taxa é de 20% após 20 anos da diabetes tipo 1 e de 75% após a diabetes tipo 1). A incidência é maior em alguns grupos raciais e étnicos do que em outros grupos (nativos americanos, mexicano-americanos e negros americanos).

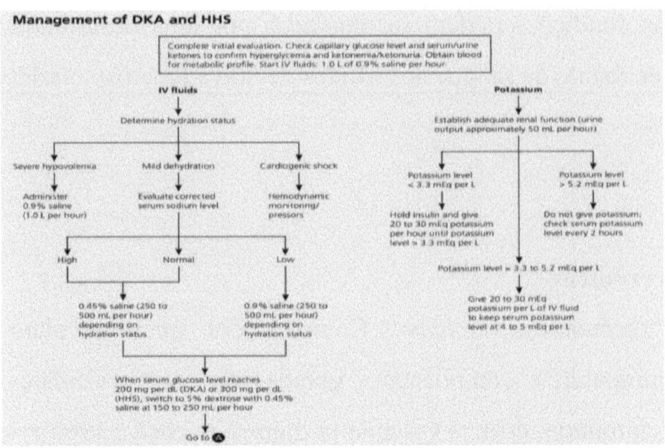

Figura 12. Estado hiperglicêmico hiperosmolar

Retinopatia

A presença e a gravidade da retinopatia diabética estão relacionadas com a idade do paciente no diagnóstico e a duração da diabetes. Dentro de 20 anos após o início da doença, a retinopatia desenvolve-se em 100% dos pacientes com diabetes tipo 1 e 60 a 80% dos pacientes com diabetes tipo 2. A retinopatia diabética é a causa mais comum de cegueira entre os 20 e 74 anos de idade nos países desenvolvidos.

Aproximadamente 25% dos pacientes com diabetes tipo 2 já apresentam evidências de retinopatia no momento do diagnóstico. A incidência desta complicação é maior nos mexicano-americanos e nos negros americanos.

Neuropatia

O risco de envolvimento do sistema nervoso na diabetes aumenta com o aumento da duração da doença e o grau de controle glicêmico a afeta e é visto em 70% dos pacientes com diabetes. Qualquer parte do sistema nervoso periférico ou autônomo pode ser afetada. A polineuropatia periférica é a forma mais comum de neuropatia na diabetes. A neuropatia é uma das causas de úlceras do pé que por vezes progride para osteomielite e gangrena.

Complicações de grandes vasos

Essas complicações incluem doenças cardiovasculares e cerebrovasculares, incluindo pressão alta, isquemia e infarto do miocárdio, ataques isquêmicos transitórios e acidentes vasculares cerebrais, e doenças vasculares periféricas. 70 a 80% dos pacientes com diabetes morrem de acidentes vasculares graves. O risco de tal acidente (mais de 20% em 7 anos) em diabéticos é equivalente ao de não diabéticos que comprovaram doença coronária (como após um infarto do miocárdio).

Em pacientes diabéticos, o início da aterosclerose trombótica vascular é semelhante ao dos não diabéticos; apenas nestes pacientes o processo é severamente acelerado. Estudos em terapia intensiva com insulina para controle rigoroso da glicemia (especialmente após infarto agudo do miocárdio) têm mostrado que a doença cardiovascular cicatriza mais rapidamente nestes casos. O risco de desenvolver estas doenças em mulheres diabéticas é semelhante ao risco que correm em homens da mesma idade. Os fatores de risco incluem pressão alta (50% dos pacientes com diabetes tipo 2), dislipemia (40% dos pacientes com diabetes tipo 2), obesidade e hiperglicemia.

Objetivos

Os objectivos do tratamento podem ser divididos em 3 fases:

1- Curto prazo, que inclui tratamento imediato para aliviar sintomas como consumo excessivo de álcool, incontinência urinária ou infecções agudas.

2- A médio prazo para devolver o paciente a um estado normal e a uma vida social normal, tanto quanto possível.

3- A longo prazo para prevenir ou reverter a progressão das complicações da diabetes.

As pessoas diagnosticadas com essa condição crônica experimentam uma gama completa de emoções, incluindo pensamentos, raiva, culpa e depressão, e a maioria delas precisa de alguma forma de apoio psicológico.

A base de um plano abrangente de tratamento da diabetes é: educação do paciente, nutrição saudável, controle de peso, atividade física, auto-monitoramento da glicemia (SMBG) e prescrição de medicamentos anti-hipertensivos, conforme necessário.

A finalidade de educar o paciente é fornecer informações essenciais sobre diabetes e habilidades de auto-medicação para que o paciente possa tomar decisões significativas sobre sua saúde diariamente. Cada paciente deve ser tratado de acordo com as condições psicossociais, médicas e de estilo de vida específicas do paciente.

Prevenção

A prevenção precoce da diabetes é uma meta inalcançável na pesquisa do diabetes. Embora isso seja limitado, os avanços na capacidade de prever o diabetes tipo 1 e tipo 2 em certos grupos selecionados de risco para a doença levaram a vários estudos clínicos nacionais e internacionais (separadamente) para rever a questão é se existem tratamentos específicos que possam prevenir qualquer tipo de diabetes em indivíduos assintomáticos e de alto risco.

Pessoas com alto risco de diabetes tipo 1 têm uma inibição ou alteração do processo auto-imune, incluindo evitar proteínas lácteas não processadas (por exemplo, proteína do leite), usando nicotinamidas, e reguladores imunológicos. moduladores) e administração de insulina intravenosa ou oral. Até agora, nenhuma destas abordagens tem sido bem sucedida. A prevenção da diabetes tipo 2 em indivíduos de alto risco concentra-se em modificações no estilo de vida, aumento do exercício, melhoria da nutrição saudável, e controle de peso.

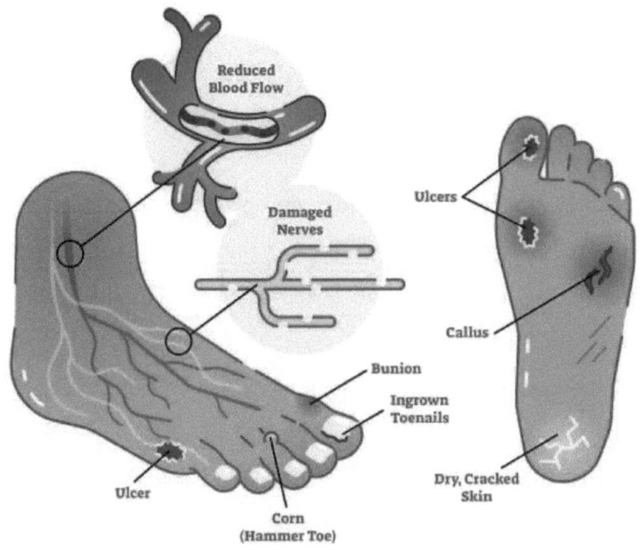

Figura 13. Pé Diabético Explicado

Esta abordagem demonstrou ser 58% bem sucedida na redução da incidência de diabetes tipo 2. Esta taxa é muito melhor do que uma redução de 31% na incidência da doença se a medicação (especialmente metformina) for utilizada. Também foram estudadas terapias medicamentosas para reduzir a resistência à insulina e melhorar a função das células beta (como as drogas antidiabéticas orais). Prevenção secundária da progressão das complicações da diabetes e prevenção do efeito da progressão das complicações estabelecidas para as doenças em fase terminal.

Pé diabético

O cuidado do pé para diabéticos é extremamente importante na prevenção de úlceras e amputações do pé. Os fatores de risco incluem polineuropatia simétrica distal, insuficiência arterial periférica, presença de áreas de pressão aumentada, movimento articular limitado e deformidades ósseas na obesidade e hiperglicemia crônica.

Estima-se que cerca de 15% de todas as pessoas com diabetes desenvolvem uma forma séria de problema no pé diabético durante a sua vida. Todos os anos, mais de 50.000 pessoas com diabetes sofrem amputação do pé ou da ferida devido a problemas no pé diabético. Em muitos casos, a amputação pode ser prevenida com prevenção adequada ou diagnóstico precoce e tratamento imediato.

Problemas no pé diabético

Neuropatia: Fatores traumáticos e feridas nos pés de pacientes com diabetes são neuropatia sensorial e isquemia e infecção. Entretanto, a neuropatia periférica desempenha um papel importante e é observada em mais de 80% dos pacientes diabéticos com lesões nas pernas.

A neuropatia diabética pode envolver diferentes partes do sistema nervoso, excepto o cérebro. A neuropatia ocorre tanto no tipo 1 como no tipo 2 e é mais comum em pessoas que se preocupam menos com o controle da glicemia. Pessoas com mais de 40 anos de idade, assim como pessoas com diabetes por mais de dez anos, têm mais probabilidade de ter neuropatia e os fumantes têm mais probabilidade de contraí-la.

Devido à presença de neuropatia, pequenos cortes, feridas e abrasões e pressão no pé, por vezes não sentida e permanece sem tratamento, o que leva a complicações mais graves e por vezes a amputações.

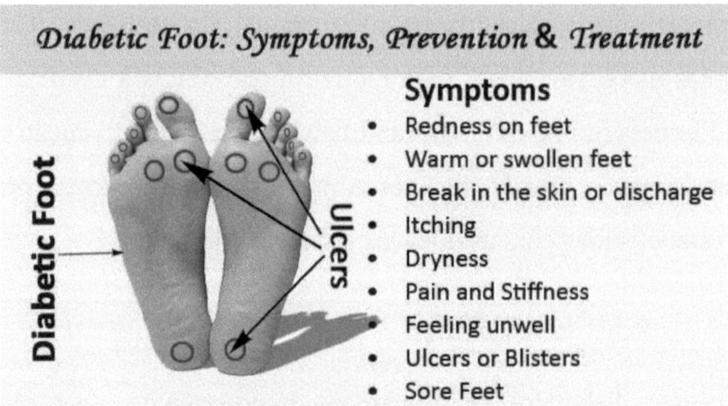

Figura 14. Pé Diabético

Em um estudo, Lostman et al. (1998) investigaram o efeito da terapia cognitivo-comportamental na redução da depressão em pacientes com diabetes tipo 2. Os resultados de suas pesquisas mostraram que a terapia cognitivo-comportamental é eficaz na redução da depressão em pacientes com diabetes.

Em um estudo de Pazek e Wells (2009) intitulado The effectiveness of metacognitive therapy on anxiety and depression in heart patients in 6 patients, os resultados mostraram que a terapia metacognitiva tem um efeito potencial na redução da ansiedade e depressão em pacientes cardíacos. A taxa de depressão após o tratamento foi de 67% e a taxa de ansiedade foi de 83%.

Em um estudo, Wells et al. (2007) investigaram a eficácia da terapia metacognitiva em indivíduos deprimidos. Este estudo foi realizado como um único caso em 4 pessoas com 3 a 6 acompanhamentos. Os resultados deste estudo mostraram uma melhora significativa nos sintomas depressivos e uma redução na ruminação. Os resultados do período de seguimento também continuaram. Em um estudo (Wells, Fisher et al., 2008), os pacientes receberam de seis a oito sessões de terapia metacognitiva por semana usando um esquema multi-base A-B. Foi observada uma melhora significativa na depressão, ansiedade e metacognitions. Por exemplo, a pontuação média do Beck Depression Inventory (BD1) foi de 23,35 antes do tratamento, que atingiu 6,5 após o tratamento, e o acompanhamento de 6 meses de todos os pacientes foi um critério padrão de melhoria para o Beck Depression Inventory (citado por Mohammad Khani 2009).

Wells and King (2006) Em um estudo experimental, pacientes com transtorno generalizado de ansiedade foram tratados com estágios de QSM-IV de 3 a 12 sessões de terapia metacognitiva, cada uma com duração de 45-60 minutos. Os escores de pré-tratamento nas Escalas de Ansiedade e Ansiedade dos Traços foram comparáveis aos escores dos pacientes em outros estudos experimentais. Todos os pacientes melhoraram durante a terapia metacognitiva e esta melhoria foi significativa e estatisticamente significativa e, com 6 e 12 meses de seguimento, 75% dos pacientes mantiveram o processo de recuperação. (Wells, Wolford, King, Papagiorgio, Weasley, & Mendel, 2008).

Em um estudo randomizado, eles compararam a terapia metacognitiva com a sedação funcional usada para tratar pacientes com distúrbio de ansiedade generalizada. Os resultados mostraram que a terapia metacognitiva foi superior ao relaxamento funcional na melhoria da ansiedade, preocupação e crenças metacognitivas negativas.

O tamanho do efeito da terapia metacognitiva foi muito grande e a taxa de melhoria baseada na mudança de traço de ansiedade foi de 80% para a terapia metacognitiva após o tratamento e 60% para o acompanhamento de 6 meses e 80% para o acompanhamento de 12 meses.

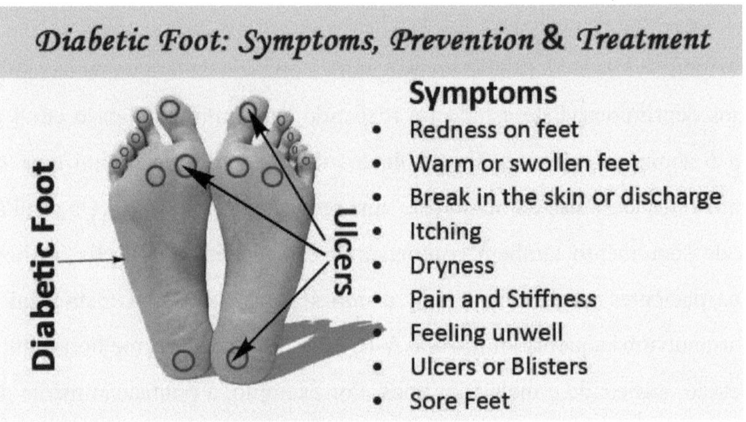

Figura 15. Pé Diabético

Wells e Fisher (2008) seguiram um estudo multi-base, examinando o efeito da terapia metacognitiva em pacientes com distúrbio depressivo através de testes evidentes. O tratamento foi acompanhado por uma melhoria significativa dos sintomas depressivos e de ansiedade avaliados pelo entrevistador através de classificação e auto-avaliação. O tratamento resultou em uma redução significativa na ruminação e crenças metacognitivas maladaptativas. Uso de critérios formais para determinar mudança e melhora clínica significativa baseada na Escala de Depressão de Hamilton na amostra tratada na qual 75% dos pacientes se recuperaram completamente após o tratamento e 66% após 6 meses. Em um estudo de Wells e King (2005) sobre o efeito da terapia metacognitiva em pessoas com transtorno generalizado de ansiedade, verificou-se que a terapia metacognitiva leva a uma redução substancial em todas as dimensões da ansiedade (social, de saúde, transcendental).

Neste estudo, que utilizou Beck Anxiety Inventory, Ashbel Berger Anxiety Inventory e Anxiety Thought Inventory (AnTI), o tratamento foi realizado em 10 pacientes com transtorno de ansiedade generalizada. Os resultados deste estudo mostraram que 87,5%

dos pacientes foram tratados com este método e todos eles obtiveram uma melhora clinicamente significativa. Neste sentido, os melhores exemplos, que incluíram terapia de relaxamento aplicado ou terapia cognitivo-comportamental, foram 81% e 65%, respectivamente (Fisher e Durham, 1999; citado no País de Gales, 2005). No entanto, estudos mais recentes encontraram uma percentagem mais baixa. (Durham et al., 2004; Arendtz, 2003).

No caso da depressão, Wells e Papageorgio (2003) descobriram que a duração e a gravidade da depressão são reguladas por metacognições que influenciam as estratégias visuais e de atenção. Crenças metacognitivas caracterizam o uso de pensamentos de ruminantes como uma forma de lidar e auto-regulação. A concentração em si mesmo e a mastigação desviam a atenção das formas mais eficazes de lidar com a situação. Além disso, como se perde flexibilidade no processamento eficiente, as crenças metacognitivas prejudicam as ineficiências metacognitivas. Evidências empíricas têm mostrado que crenças metacognitivas positivas sobre ruminantes tiveram uma relação positiva significativa (Papageorgio e Wells, 2001a; 2003).

Os mesmos resultados foram obtidos para depressão clínica e crenças metacognitivas negativas sobre a ruminação em indivíduos não-clínicos e deprimidos tiveram uma relação positiva significativa com depressão (Papageorgio e Wells, 2003).

Wells e Carter (2000) testaram ansiedade tipo 1 e tipo 2 e crenças metacognitivas em pacientes com distúrbio generalizado de ansiedade, fobia social, distúrbios de pânico e não-pacientes. Pacientes com transtorno generalizado de ansiedade diferiram de outros grupos ansiosos ao relatar níveis mais elevados de ansiedade e crenças negativas sobre ansiedade. Mas esses grupos não diferiram em suas crenças positivas sobre a preocupação. Neste estudo, foi notável que foram observadas semelhanças entre muitas metacognições de pacientes deprimidos e o transtorno generalizado de ansiedade. Estes dados são consistentes com os preditores do Modelo Metacognitivo Wells de Transtorno de Ansiedade Generalizado de que pacientes com transtorno de ansiedade generalizado devem ser diagnosticados com demência e crenças negativas.

Um estudo feito por Bar Cook and Roemer (1995; citado no País de Gales, 2005) descobriu que as pessoas que recebiam uma medida de transtorno de ansiedade generalizada usavam a ansiedade significativamente mais do que aquelas que não a usavam. Expressava ansiedade não-ansiosa. O modelo metacognitivo galês (1995-97), no entanto, afirma que a ansiedade na resolução de problemas está associada tanto a pensamentos negativos como positivos sobre a preocupação. Além disso, porque eles têm mais opiniões negativas do que outros pacientes ansiosos. A evidência direta da relação entre as crenças metacognitivas e a preocupação veio do estudo de Wright-Hutton e Wells (1997). Eles aplicaram um questionário de metacognição para avaliar as dimensões das crenças positivas e negativas sobre a preocupação e as diferenças nos processos metacognitivos. Eles mostraram que todos os componentes da metacognição têm uma correlação positiva significativa com a predisposição para a preocupação e ansiedade. A análise de regressão múltipla mostrou que manter uma predisposição para a preocupação estava positivamente correlacionada com a ansiedade traço, crenças positivas sobre preocupação, crenças negativas sobre incontrolabilidade e risco de ansiedade, e incerteza cognitiva (citado em Wells, 2005).

Em um estudo, Hashemi et al. (2010) investigaram a eficácia da terapia metacognitiva no transtorno depressivo maior. Neste estudo, que foi um relato de caso. O tratamento metacognitivo foi realizado em 3 pacientes com sintomas de depressão, ansiedade e ruminação. Os resultados deste estudo mostraram que a terapia metacognitiva é eficaz no tratamento da depressão. Em geral, o estudo mostrou que a terapia metacognitiva causou alterações significativas nos três sintomas (depressão, ansiedade, ruminação) em todos os sujeitos. Em um estudo piloto (2005) realizado em três grupos de 60 pacientes ansiosos, deprimidos e normais, verificou-se que as pessoas do grupo ansioso pontuaram mais do que os pacientes deprimidos e os não doentes em metacognição e ansiedade, e o grupo deprimido. Nesses critérios, eles apresentaram pontuações mais altas do que os não pacientes. Um estudo foi conduzido por Fereydoun Pakpour (2006) como comparação da eficácia de dois métodos de terapia metacognitiva e cognitivo-comportamental no tratamento de estudantes difusos. Neste estudo, dois métodos de terapia metacognitiva e cognitivo-comportamental foram utilizados separadamente. A terapia metacognitiva foi mais eficaz do que a terapia cognitivo-comportamental na redução de variáveis metacognitivas e pensamentos e ansiedade de pacientes com distúrbio generalizado da ansiedade. Em outro estudo de Wells e Samby (2004), pacientes com distúrbio de estresse pós-traumático foram tratados metacognitivamente. De acordo com este método, o processamento natural do acidente é impossível por mecanismos de enfrentamento. Esta abordagem afirma que eliminar a ansiedade, a ruminação, a atenção maladaptativa e a crescente flexibilidade metacognitiva leva ao processamento natural e a um retorno à cognição natural. Neste estudo, todos os pacientes mostraram uma melhoria significativa e significativa nas emoções gerais e na escala específica do desfalque de estresse pós-traumático.

No estudo de Francis e Dougas (2004), foi encontrada uma relação significativa entre ansiedade, depressão e ansiedade. Eles também descobriram que crenças disfuncionais sobre ansiedade mórbida, depressão e ansiedade estavam significativamente associadas. Kamer et al. (2204), em um estudo, mostraram que a sobreposição entre transtorno obsessivo-compulsivo e transtorno de ansiedade generalizada em adolescentes pode ser explicada pela alta ansiedade e ocupação mental. Na verdade, a ansiedade é um componente importante de ambos os transtornos, e o envolvimento mental no transtorno obsessivo-compulsivo é específico e vago e geral sobre o transtorno de ansiedade generalizada. Morrison e Wells (2003) examinaram a metacognição de 24 pacientes esquizofrênicos, 35 pacientes com distúrbio de pânico e 50 sujeitos não pacientes. Os resultados mostraram que pacientes com esquizofrenia tinham metacognição mais prejudicada do que os grupos de distúrbios de pânico e não-pânico. O grupo de transtorno de pânico também teve mais metacognição prejudicada do que o grupo de não-paciente.

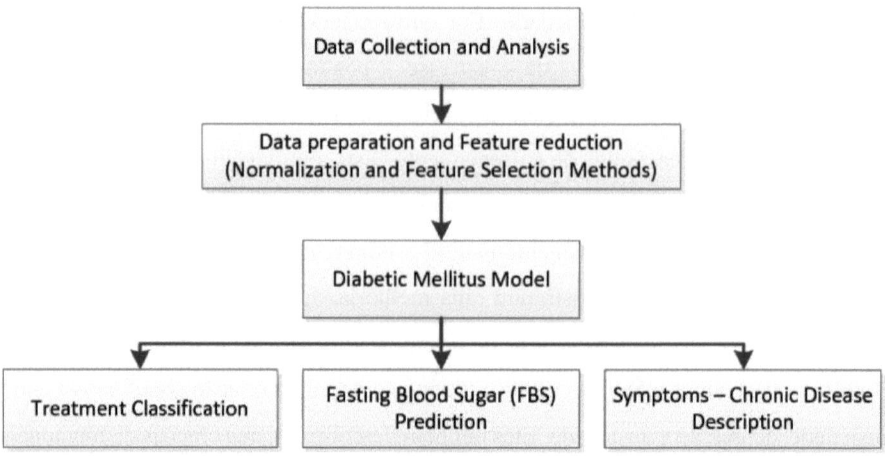

Figura 16. Passos da Construção de um sistema inteligente para o modelo Diabético Mellitus

Wells (2001) apresenta um novo aspecto terapêutico do distúrbio que enfatiza o papel dos estilos de pensamento que estão relacionados com as crenças metacognitivas. A previsão desta visão é que a preocupação e a ruminação perturbam a adaptação ao estresse e levam a sintomas de transtorno de estresse pós-traumático. Estudos experimentais têm apoiado este processo. Em um estudo com pessoas envolvidas em acidentes de carro, Holwa, Tarir e Wells (2001, citado no País de Gales, 2004) encontrou uma tendência a usar a ansiedade como um meio de controlar os pensamentos, e uma falta de apoio social de forma independente. Prever o início dos sintomas do TEPT.

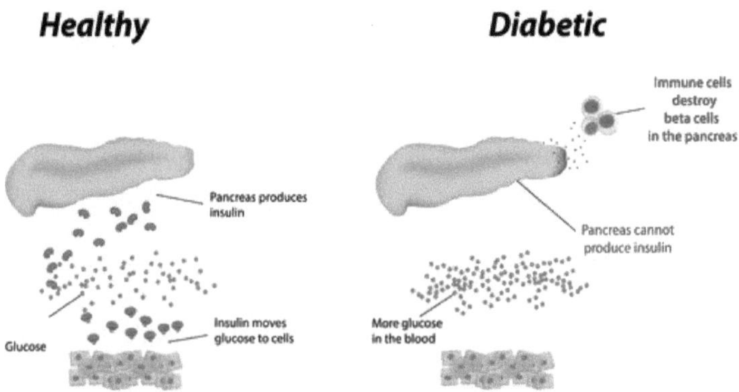

Figura 17. Modelo de Diabetes Tipo I

Warda e Bryant (1998; citado no País de Gales, 2004) descobriram que, após um acidente de carro, as pessoas com transtorno de estresse agudo usam a ansiedade e a culpa associadas aos mecanismos de controle do pensamento com pessoas que não têm o transtorno. Na pesquisa de Abolghasemi et al. (2005) que foi realizada como componente de metacognição em pacientes com transtorno obsessivo-compulsivo e distúrbio de pânico, verificou-se que o aumento do nível de metacognição aumenta a gravidade do transtorno obsessivo-compulsivo. Em geral, os resultados das pesquisas indicam que os fatores metacognitivos podem desempenhar um papel importante no desenvolvimento e persistência de muitos distúrbios mentais. Também se pode concluir das descobertas acima que as metacognições negativas são altas entre os pacientes com transtornos de ansiedade e estes pacientes usam a ruminação mental e a preocupação para controlar seus pensamentos.

Causas da diabetes

A genética tem um impacto maior no diabetes tipo 2 do que o diabetes tipo 1, e em 10 a 15% das pessoas com diabetes tipo 2, um dos pais tem diabetes. O risco de herdar o diabetes tipo 1 na população em geral é de aproximadamente 1 em 300. Se um irmão for infectado, o risco aumenta para 1 em 14. Com um segundo parente, a probabilidade aumenta para 1 em 6. Os filhos de mães com 1 em 100 têm maior probabilidade de desenvolver diabetes tipo 1. Se o paciente tem um irmão infectado, o risco aumenta para 1 em cada 10. Se um irmão e outro parente de primeiro grau estiverem infectados, o risco é de um em cada cinco. Como algumas formas de diabetes tipo 2 predispõem a diabetes tipo 1 (insulino-dependente), crianças de pacientes com diabetes tipo 2 têm 1 em cada 10 mais probabilidade de desenvolver diabetes tipo 1 (Sadeghi, 2007).

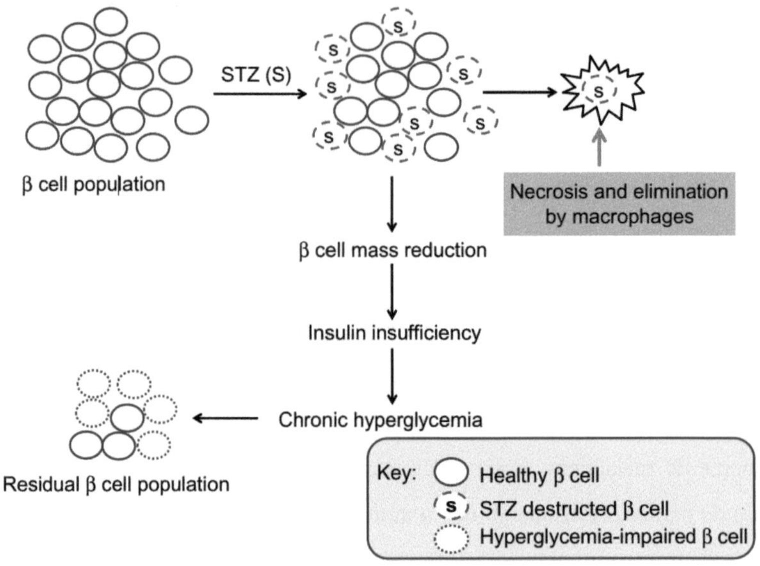

Figura 18. Estreptozotocina (STZ) - Modelo Diabético Induzido

Diabetes tipo 2 ou diabetes mellitus não tipo 2. A dependência de insulina é um dos mais importantes desafios enfrentados pelos sistemas de saúde das sociedades atuais. A incidência desta doença está a aumentar em todo o mundo. Esta doença é causada pela interacção de factores hereditários, ambientais e comportamentais nos indivíduos. A origem deste tipo de diabetes está relacionada com os antecedentes genéticos e o grau de controle metabólico. Mas o controle rigoroso dos níveis de glicose no sangue reduz o risco de complicações em 35 a 75 por cento.

Embora o efeito dos fatores genéticos ainda não seja totalmente compreendido, muitos cientistas ainda o citam como um importante fator de risco. É claro que a doença tem sido ligada a vários genes importantes. Ao mesmo tempo, há muitas evidências de que fatores de risco modificáveis como obesidade e sedentarismo são considerados como os fatores não genéticos mais importantes no desenvolvimento desta doença (Hashemizadeh et al., 2007). Esta doença pode ser estudada de diferentes aspectos, por exemplo, em termos de epidemiologia e sua prevalência, ou em termos de mecanismos de efeitos colaterais e efeitos adversos sobre os órgãos, etc.

É claro que, apesar de todos os avanços da medicina, infelizmente, não foi encontrada uma cura definitiva para esta doença. Por esta razão, como mencionado, a forma mais eficaz de lidar com esta doença é preveni-la. É necessário compreender melhor os mecanismos de criação e, consequentemente, os fatores de risco que afetam esses mecanismos, de modo que hoje a maioria dos estudos são feitos sobre métodos de detecção oportunos e a busca de fatores de risco e grupos de risco. é concentrada. O Programa de Prevenção do Diabetes é uma estratégia para realizar testes diagnósticos para prevenir ou retardar o aparecimento do diabetes tipo 2 em indivíduos de alto risco. Na verdade, vários fatores podem aumentar as chances de desenvolver o diabetes tipo 2, inclusive:

1- Alta concentração de plasma glomerular, em estado de jejum ou de fome.
2- Significa a diminuição da capacidade do corpo de reduzir o nível de glicose no sangue após o consumo da solução de glicose através da boca.
3- Ganho de peso.
4- Estilo de vida e mobilidade reduzida A investigação da etiologia do diabetes aponta para implicações genéticas e imunológicas (Actualizado por Didevar, 2008) As pessoas que são geneticamente e imunologicamente predispostas podem não ser capazes de produzir anticorpos celulares e a célula produzir insulina suficiente.

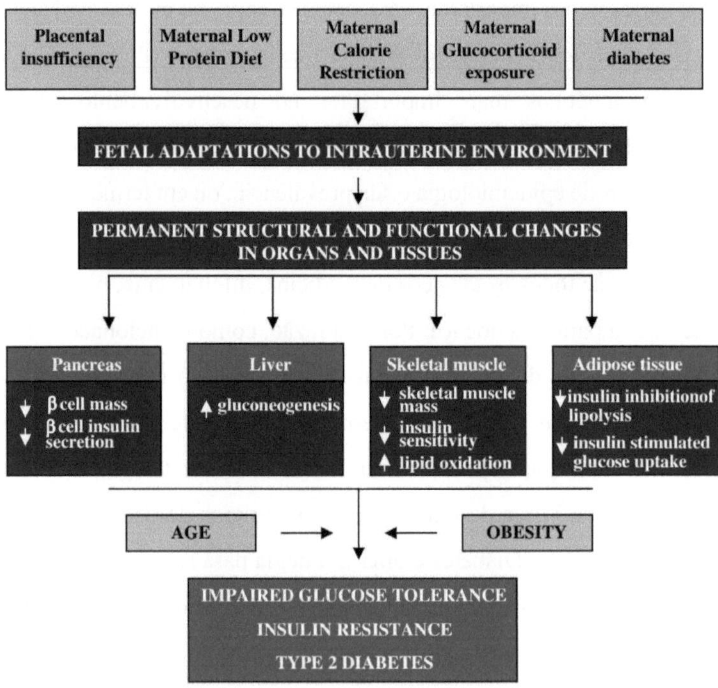

Figura 19. Retardo de Crescimento Intrauterino (IUGR)- Modelo Diabético

Qualquer pressão física, especialmente infecção e trauma pode causar ou exacerbar a diabetes (Zare, 2002) Esta doença é mais comum na velhice, mas tudo isso é apenas um lado da moeda, no outro lado da moeda são fatores psicológicos. Mudanças emocionais, condições de vida prejudiciais, falhas graves e perdas familiares podem contribuir para a etiologia. Esses fatores podem desencadear o aparecimento da diabetes ou piorar o curso da doença.

Diabetes e factores psicológicos

A diabetes pode ter grandes problemas psicológicos e físicos. Diabéticos podem sofrer de distúrbios cardíacos, fraqueza, lesão renal crônica, ataque cardíaco, perda de peso, cegueira, acidente vascular cerebral, lesão nervosa autonômica ou periférica, perda de apetite, espasmos musculares, fadiga extrema, depressão e comprometimento cognitivo, com delírios e alucinações ocasionais também sofrem (Hashemizadeh et al., 2007).

O paciente diabético é normalmente muito sensível e mostra uma reacção extrema ao stress. A resposta emocional ao stress pode desencadear a libertação de hormonas que põem em perigo a saúde de uma pessoa e afectam negativamente a gordura e o metabolismo da celulite (Kivirosu 2007). Além disso, eventos estressantes podem exacerbar os sintomas da diabetes e piorar o curso da doença, aumentando a necessidade de produção de insulina pelas células pancreáticas, das quais pouco resta nestes pacientes.

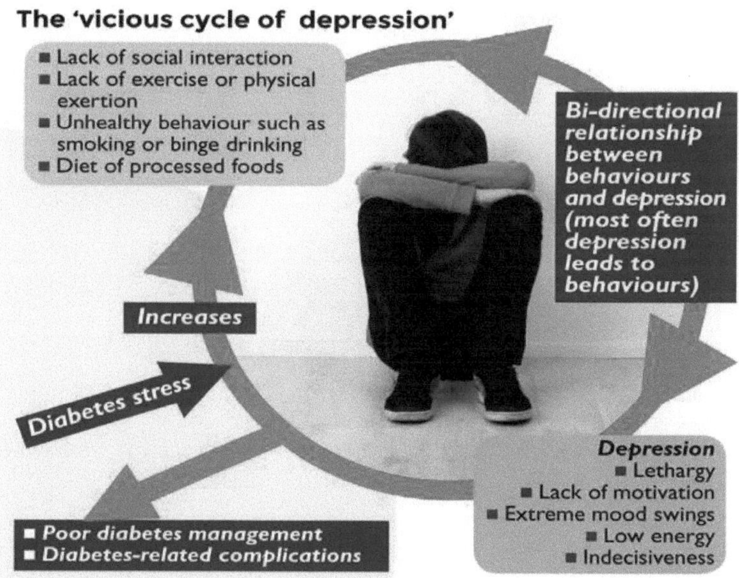

Figura 20. O impacto psicológico do diabetes,Diabetes Research & Wellness Foundation

Sem dúvida, muitas pessoas com diabetes podem desenvolver diabetes anos antes de poder ser diagnosticada clinicamente. Eventos psicologicamente estressantes podem ter pouco efeito na predisposição inicial de uma pessoa para esta doença aparentemente genética e imunológica, mas estes fatores, como o estresse físico, podem aumentar a necessidade de produção de insulina por células beta antes que estas evacuações possam levar a manifestações clínicas de diabetes. Por outro lado, é possível que lesões anteriores com risco de vida possam ter um efeito prejudicial sobre o sistema imunológico e a saúde mental de uma pessoa. Além disso, a excitação emocional pode reduzir a secreção de hormônios que afetam o metabolismo.

O diabetes pode ser o resultado de uma única crise emocional, mas muitas vezes é o resultado de uma série de crises graves. Qualquer raiva, medo ou apreensão, preocupação e tabagismo, trauma físico ou doença febril ou ataque cardíaco ou acidente vascular cerebral causam altos níveis de açúcar no sangue, e qualquer atividade física ou mental ou consumo de álcool causa baixo nível de açúcar no sangue (Jakosen Valibovich 1994, citado em pessoa, 2005).

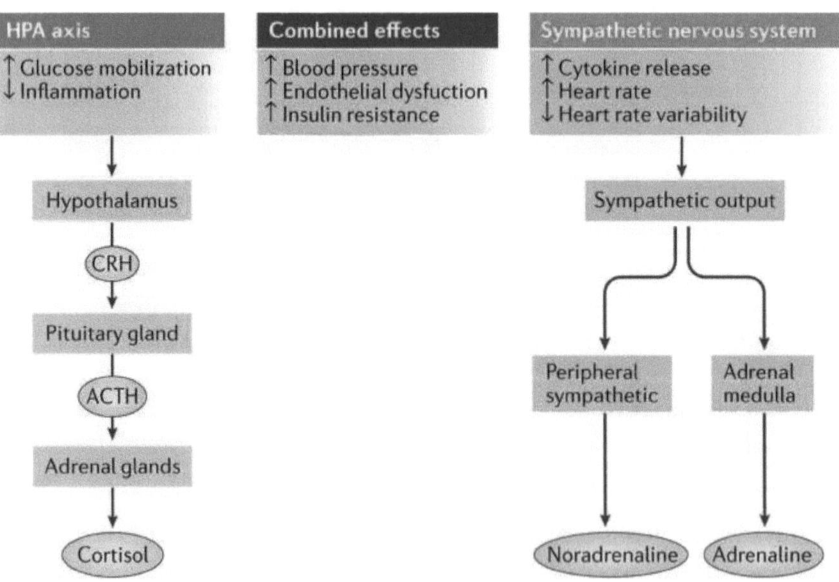

Figura 21. Diabetes mellitus tipo 2 e estresse psicológico

Capítulo II
Deformidades dos pés

Deformidades dos pés, tais como deformidades dos pés, chamadas de martelos, e joanetes (saliências anormais na superfície interna da cabeça do primeiro osso metatarso que causam o movimento do dedo grande do pé), e distúrbios metatarsais. Muitas vezes visto em pessoas com diabetes. A deformidade do pé aumenta o risco de desenvolvimento de calos, calosidades, bolhas e úlceras. A deformidade do pé é especialmente comum em diabéticos com neuropatia.

Circulação pobre Circulação pobre

A má circulação sanguínea reduz a quantidade e o volume de nutrientes e oxigénio que chegam à pele e aos tecidos, causando problemas no pé diabético e secura e inchaço dos pés. A má circulação sanguínea perturba os processos de cura e causa úlceras, infecções e outros problemas com o pé diabético.

Infecção do pé

As pessoas com diabetes correm maior risco de infecção do que as pessoas normais. As infecções muitas vezes passam despercebidas e pioram devido à capacidade reduzida dos glóbulos brancos de combater bactérias invasoras, especialmente em diabéticos com neuropatia e problemas vasculares. Em pessoas com diabetes, pequenos cortes e abrasões no pé podem causar infecção, o que torna ainda mais importante a necessidade de uma cobertura adequada. As lesões no pé também podem causar infecção. O diagnóstico e diferenciação da infecção superficial (localizada) da infecção geral do pé é necessário porque cada uma requer um tratamento separado e diferente. A infecção localizada do pé é caracterizada por características como vermelhidão, calor e inchaço no local.

O tratamento é normalmente antibiótico oral de curto prazo. Devido à presença de neuropatia, muitas vezes o paciente não sente dor. O tratamento com antibióticos orais é geralmente satisfatório, embora deva ser continuado até a recuperação completa. Nas infecções gerais dos pés, o pé inteiro fica vermelho e inchado. Antibióticos orais de alta dose Se não for alcançada uma resposta rápida em 24 horas, pode ser necessária terapia intravenosa e por vezes cirurgia, porque existe a possibilidade de infecção profunda do tecido em torno do pé.

Osteomielite

Existe também o risco de osteomielite se houver uma úlcera ou infecção no pé. As radiografias podem mostrar danos ósseos. Em caso de osteomielite, doses muito maiores de antibióticos durante um período de tempo mais longo (por exemplo, até vários Meses é necessário e às vezes é necessário remover o osso infectado por cirurgia para manter o pé saudável.

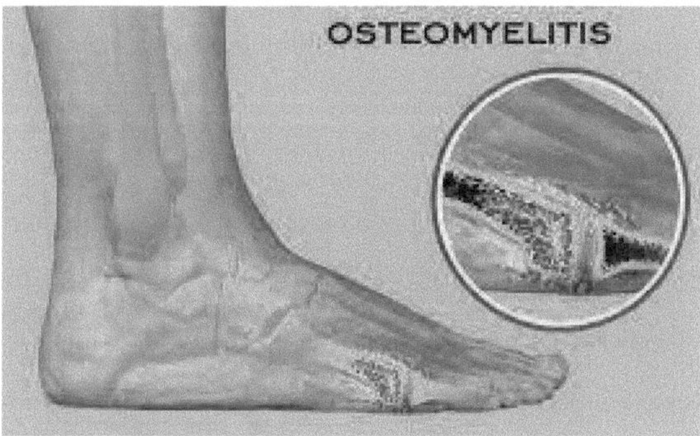

Figura 22. O que é Osteomielite?

Úlceras do pé diabético: Úlceras do pé diabético

Anormalidades do pé, tais como úlceras, infecções e gangrena em pacientes com diabetes mellitus levaram à hospitalização. Aproximadamente 15% a 20% dos 16 milhões de americanos com diabetes são hospitalizados por problemas nas pernas durante a sua doença. Infelizmente, em muitos casos, isso leva à amputação e à amputação. Em cerca de 85% dos casos, a amputação é devida a uma úlcera no pé. A neuropatia é frequentemente um factor predisponente para a ulceração. Os problemas do pé diabético e suas consequências que levam à hospitalização dos pacientes têm muitos custos médicos, incluindo a duração da hospitalização e os períodos subsequentes de incapacidade.

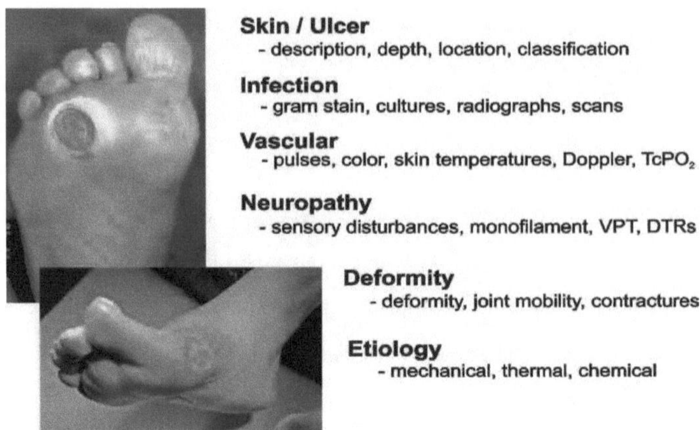

Figura 23. A avaliação de uma úlcera do pé diabético inclui não só uma descrição

Etiologia da úlcera do pé diabético

Vários fatores estão envolvidos na etiologia ou etiologia da úlcera do pé diabético. 63% das úlceras são devidas a neuropatia, trauma e deformidade (deformidade do pé). Outros fatores incluem isquemia, formação de calos, calosidade e edema. Embora a infecção raramente seja uma úlcera, deve-se notar que quando uma úlcera ou úlcera de pé está presente, a úlcera é mais susceptível à infecção. Muitos fatores de risco para úlceras de pé são eles mesmos fatores e fatores que levam à amputação, porque as úlceras de pé são o prelúdio ou, em outras palavras, a principal causa da amputação.

Avaliação de Úlceras de Feridas de Pé

A avaliação precisa das úlceras de pé deve levar em conta as características da úlcera, tais como tamanho, profundidade e localização da úlcera. Em caso de infecção, deve ser realizada uma cultura aeróbica e anaeróbica da infecção. Nas infecções graves do pé, são frequentemente observadas infecções polimiobianas, incluindo gram-positivos e cocos negativos aeróbicos e anaeróbicos. Em pacientes com feridas profundas e permanentes, a radiografia é necessária para prevenir a osteomielite.

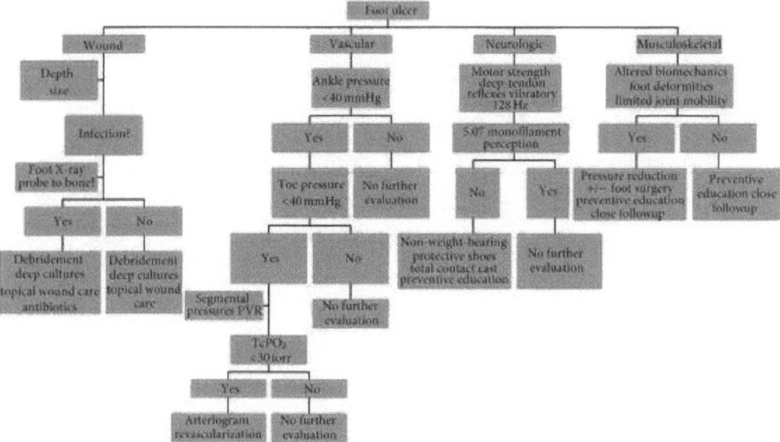

Figura 24. Amostra de algoritmo para avaliação e manejo do pé diabético

Capítulo III
Classificação das úlceras

Grau 0: sem lesão aberta, possibilidade de deformidade da celulite.

Grau 1: Úlcera superficial do pé.

Grau 2: desenvolvimento de ferida no ligamento, tendão ou cápsula articular sem causar osteomielite e abscesso.

Grau 3: Feridas profundas com abscesso, osteomielite e septicemia articular.

Grau 4: Gangrena localizada de parte da frente do pé ou calcanhar.

Grau 5: Gangrena extensiva (circunferência) de todo o pé.

No entanto, não há tratamento específico para feridas de diabéticos. No entanto, os tratamentos intensivos de protecção protegem frequentemente o pé do paciente e previnem possíveis amputações. As úlceras do pé diabético ocorrem devido à pressão sobre o pé dormente. Se a pressão persistir, os pontos quentes, os calos, a necrose por pressão e, eventualmente, a ferida irá alastrar. A estabilidade da ferida em pacientes com pé diabético leva à amputação em 84% dos casos.

A presença de vermelhidão, edema e calor no pé não ferido pode indicar a doença de Charcot. Por outro lado, algumas feridas não inflamatórias podem estar associadas à osteomielite. Portanto, a radiografia é necessária para confirmar a presença de osteomielite, gás no tecido, ou possivelmente a presença de corpos estranhos na área afetada. O diagnóstico da osteomielite por radiografia convencional não é específico nem preciso, portanto, outros métodos como a RM, a tomografia computadorizada e a varredura óssea com tectânio podem ser utilizados. Para o tratamento, é necessário determinar a profundidade e o grau da ferida porque em alguns casos é observada uma pequena ferida, mas durante o desbridamento a infecção parece profunda. As feridas neuropáticas devem ser examinadas para detectar infecção e, se necessário, devem ser realizados tratamentos tópicos adequados (como desbridamento, remoção de unhas, incisão ou drenagem de abcessos).

Também é necessário fazer radiografia para descobrir a presença de corpos estranhos, gases nos tecidos e anormalidades ósseas. As úlceras nos pés normalmente não cicatrizam facilmente porque as pernas estão dormentes, por isso o paciente continua a colocar peso nas pernas e continua a andar. O resultado desta operação de necrose por compressão é a infiltração de mais bactérias no tecido e defeitos no processo de cicatrização. O uso de muletas e cadeiras de rodas raramente nos leva ao objetivo de aliviar a pressão sobre o elemento danificado. A maioria dos pacientes com neuropatia também tem ataxia, por isso o uso de muletas é perigoso. O melhor método é a fundição completa (gesso de contato). Os cuidados com feridas incluem descontaminação do tecido necrótico, remoção do algodão, uso de curativos estéreis e exames de acompanhamento. Se o pé do paciente estiver engessado, deve ser usado um curativo seco. Caso contrário, é usada gaze esterilizada umedecida com soro fisiológico.

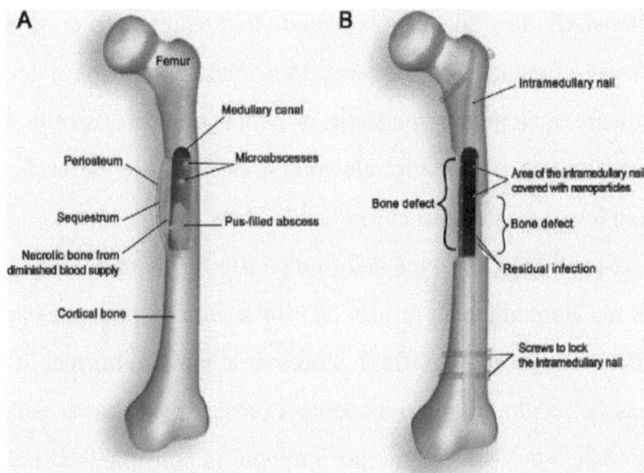

Figura 25. Osteomielite crónica da diáfise femoral

Resinas e enzimas têm sido usadas recentemente para remover tecido danificado, mas não devem ser substituídas por desbridamento cirúrgico. Substâncias como a povidina-iodo (betadina), ácido acético, peróxido de hidrogênio e hipoclorito de sódio (Dalcin's Solution) também são usadas. Embora estas substâncias matem bactérias na superfície, são citotóxicas para a granulação dos tecidos e impedem a cicatrização da ferida. Podem ser utilizados antibióticos tópicos como a sulfadiazina de prata (Silvadene) ou uma mistura de três antibióticos tópicos, mas estes só são úteis para matar bactérias superficiais. Outros estudos sugerem o uso de factores de crescimento derivados de plaquetas para curar feridas. O factor de crescimento mais importante é a tracção química. Os resultados mostram que a proliferação de fibroblastos, a angiogénese, a deposição de colagénio, a produção epitelial e o aumento do poder bactericida requerem uma pressão de oxigénio adequada. Nos casos em que há uma infecção, o uso de antibióticos varia de acordo com a gravidade da infecção.

Nas infecções superficiais e leves, a causa mais provável são organismos gram-positivos aeróbicos (Staphylococcus e Streptococcus), a maioria dos quais são tratados com antibióticos orais. Se a ferida não cicatrizar, é preparada uma cultura a partir das curetagens obtidas e são administrados antibióticos apropriados com base nos achados bacteriológicos. As infecções profundas e ameaçadoras dos membros são geralmente polimicrobianas (uma colecção de cocos aeróbicos gram-positivos, bacilos aeróbicos gram-negativos opcionais e anaeróbios forçados). Portanto, neste caso, são selecionados antibióticos que são eficazes contra as bactérias gram-negativas e gram-positivas. Quando a infecção não responde ao desbridamento e ao tratamento antibiótico, a ferida de desbridamento deve ser novamente selada e cultivada, uma vez que a flora microbiana pode ter mudado. A recorrência ou persistência da infecção crónica pode ser um sinal de osteomielite.

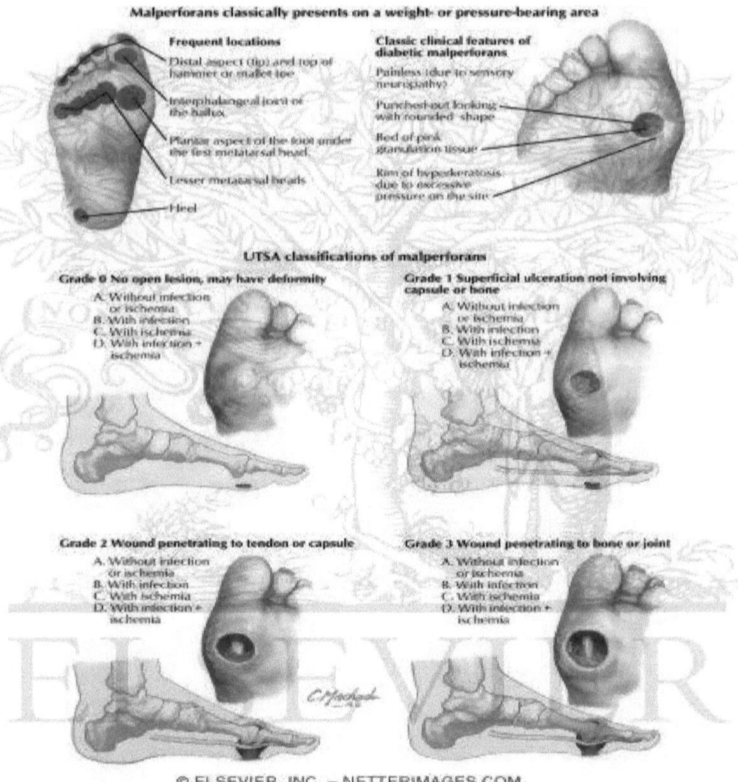

Figura 26. Apresentação Clínica e Classificação das Úlceras

O fluxo sanguíneo arterial deve ser avaliado em cada paciente com diabetes e infecção do pé. A insuficiência arterial é o agente causador em 60% dos pacientes com feridas incuráveis e 40% dos pacientes com amputação. Os testes vasculares não invasivos (medição percutânea de oxigênio) mostram menos do que a extensão da insuficiência vascular. A decisão de fazer cirurgia vascular depende da gravidade dos distúrbios vasculares, do risco de cirurgia e da possibilidade de reabilitação. Procedimentos intravasculares como a angioplastia com balão e a antrectomia podem ser capazes de aliviar a estenose arterial proximal e limitada.

Prevenção

Para prevenir úlceras em pacientes cujas úlceras não cicatrizaram ou que estão em risco de ulceração devido à neuropatia, sugere-se o seguinte:

1- Lavagem diária dos pés com sabonetes suaves e água morna, secagem imediata entre os dedos dos pés, mas suave.

2- Quando os pés estiverem secos, use óleo vegetal para amolecê-los.

3- Quando a pele está macia, álcool limpo uma vez por semana.

4- Massajar os pés em direcção à ponta dos dedos. Se as veias estiverem varicosas, nunca massaje a perna.

5- Se as unhas dos pés estiverem quebradiças e secas, os pés devem ser mergulhados em água morna contendo bórax (borato de sódio) em pó durante meia hora todas as noites e devem ser usados óleos vegetais após a secagem. As unhas devem ser sempre curtas, mas os cantos das unhas não devem ser aparados.

6- Os sapatos utilizados devem ser macios, saltos curtos e dedos largos e também devem ter uma forma que se ajuste à posição do pé.

7- Use meias grossas e macias.

8- Remoção de calos e calos sob a supervisão de um médico.

9- Não usar tabaco de forma alguma, porque o tabaco constringe os vasos sanguíneos e reduz o ciclo sanguíneo.

10- Mantenha os pés quentes porque o frio constringe os vasos sanguíneos.

11- Quando sentados, as pernas não devem ser colocadas transversalmente umas sobre as outras, porque isso causa compressão das artérias das pernas.

12- Quando ocorrer um edema, mantenha as pernas tão altas como uma almofada.

13- Os pacientes com neuropatia nunca devem andar descalços, mesmo em casa.

14- Os pacientes cujo trabalho é tal que eles têm que ficar de pé constantemente, devem mudar de emprego.

No Irão, em 1996, foi realizado um estudo sob o título de factores bacterianos nas infecções dos pés de diabéticos. Mas o tipo de microrganismos estudados é diferente deste estudo. Em outro estudo de não diabéticos, foram estudados apenas microorganismos de lesões cutâneas. Até agora, não estudamos as micobactérias patogénicas e as futuras micobactérias no Irão. Estes microorganismos podem ter causado a progressão gradual de feridas em pessoas com diabetes que não são tratadas com antibióticos de rotina. Há vários estudos sobre as úlceras do pé diabético fora do Irão. Por exemplo, num estudo realizado por OHANAKA e colegas da Universidade de Benin, Nigéria. Quarenta e cinco pacientes foram admitidos e isolados coliformes e estafilococos. Como a quimioterapia não respondeu, eles removeram o tecido ferido para tratamento. Outro estudo realizado por L.L.Phoa et al. no Hospital Alexandra em Singapura examinou a osteomielite associada à infecção óssea causada por Mycobacterium atipeik. O estudo examinou um homem de 66 anos com diabetes mellitus que tinha osteomielite.

No início, suspeitou-se de infecção por tuberculose, mas posteriormente as culturas encontraram um tipo de micobacterium mycobacterium (M. scrofulaceum) que foi tratado através de um controle rigoroso da infecção e do regime antibiótico ao qual o organismo era sensível.

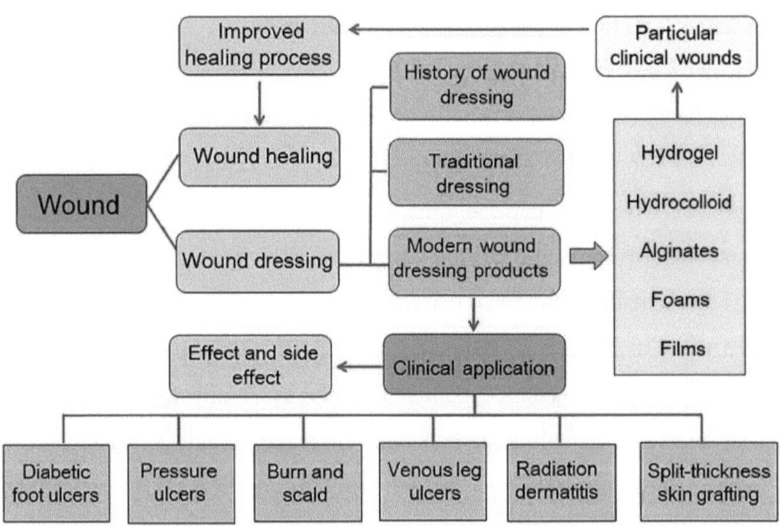

Figura 27. Seleção de curativos adequados para várias feridas

Outro estudo de I. Mantey e colegas em Londres descobriu que pacientes diabéticos com úlceras no pé tinham maior probabilidade de desenvolver infecções estafilocócicas. Neste estudo, 71 pacientes diabéticos com colite ulcerosa foram estudados durante 5 anos. E constatou-se que a mortalidade em pacientes diabéticos com infecção estafilocócica (s.aureus) é maior do que a do grupo com apenas diabetes. Em um estudo de 7 anos relatado por Kim Felder et al. Em 1994, a causa mais comum de patógenos infecciosos em pacientes diabéticos era 48% de Staphylococcus aureus e 44% de Stropitococcus e 8% de Enterococcus.

Método, técnica e forma de conduzir o questionário de pesquisa ou formulário de informação:

O presente estudo é um estudo descritivo. Os sujeitos são pessoas com diabetes. Os pacientes têm úlceras de perna. A amostragem é realizada a partir do local da ferida. No entanto, o paciente não deve tomar antibióticos antes da amostragem. Preencha o formulário de informação e depois o paciente é submetido a uma amostragem por um médico especialista. Após receber a amostra, as amostras devem ser transportadas para o laboratório por meio de transporte (para realizar os testes, é necessário preparar um conjunto de ambientes para transferir a amostra para o laboratório). Além disso, precisamos das seguintes ferramentas, tais como: tubo de ensaio (em parafuso comum) - tubo - cotonete esterilizado - anis - lâmpada a gás e para fixar a amostra ou espalhar na lâmina - Frasco de vela, jarro anaeróbico - algodão - microscópio - placa de Petri, Ingredientes: 3% de água oxigenada - Álcool - Tioglicolato líquido (meio para anaeróbios) - Tioglicolato contendo 0,5% de Ágar - Brat mais recente - Ágar mais recente - Ágar sangue contendo 5% de sangue - Açúcar - Eosina Azul de Metileno (EMB) - Pacote de gás - Ambientes diferenciais - Amido - Gelatina - Chapman e Soro de coelho.

Dois tipos de esfregaços são utilizados neste estudo:

I.   Esfregaços esterilizados que estão localizados no tubo esterilizado.

II. Esfregaços esterilizados que são fervidos em meio tioglicolado líquido para remover o ar entre as cavidades do cotonete e ser o mais livre possível de ar. Os tubos em que estas zaragatoas devem ser colocadas são do tipo parafuso.

A superfície da ferida é então limpa com 3% de água oxigenada. Porque este anti-séptico é eficaz apenas enquanto produzir bolhas e tem uma acção germicida curta. Se mencionado, dois tipos de esfregaços estéreis são necessários para a amostragem. Dois esfregaços estéreis convencionais, um para amostragem de bactérias aeróbicas e Mycobacterium e sua colocação no meio de transferência, e outro para preparação de esfregaços no local da amostragem e um esfregaço em meio tioglicolado líquido para amostragem. As bactérias anaeróbicas são utilizadas e a amostra é transferida para um meio de glicolato semi-sólido de descongelamento e transportada imediatamente para o laboratório.

No laboratório: são utilizados vários meios de cultura: Nutriente e ágar sangue EMB Wolsteinstein Johnson.

Estes ambientes proporcionam condições favoráveis para o crescimento de uma variedade de microorganismos, nomeadamente cocos gram-positivos aeróbicos, bacilos gram-negativos aeróbicos e anaeróbios e micobactérias. Usando um esfregaço no tubo de bactérias aeróbicas, coloque parte da amostra junto ao ágar mais recente, ágar sangue, EMB e placas McConghly e cultive com um anis circular pelo método Streak.

Colocar as placas numa incubadora a 37 °C durante 24 a 48 horas e após o período de incubação, de acordo com a morfologia das colónias no meio de cultura, a presença ou ausência de hemólise no meio de cultura em ágar sangue e mobilidade ou falta de mobilidade no meio de cultura em ágar sangue e no meio de cultura em ágar sangue mais recente, bem como o crescimento no meio específico para bactérias gram-negativas e, finalmente, de acordo com o seu esfregaço, podem ser encontrados cocos ou bacilos. No entanto, no caso dos bacilos ácidos rápidos, estes precisam ser incubados por três a quatro semanas.

Preparamos lâminas a partir das colónias e fazemos manchas quentes e comparamos as nossas observações com esfregaço directo que foi previamente manchado pelo método quente. Para garantir que o meio de cultura não está contaminado com outras bactérias. Então, dependendo se as bactérias são cocci ou bacilos, ou gram-negativas ou gram-positivas, selecionamos os testes diferenciais apropriados e cultivamos as bactérias para diagnóstico definitivo em diferentes meios. Paralelamente ao diagnóstico das bactérias aeróbias, também trabalhamos com bactérias anaeróbias. Os tubos de esfregaço foram colocados em tioglicolato líquido a 337°C durante 24 horas para enriquecer as bactérias anaeróbias da amostra e, como anteriormente, pela técnica de estrias nas placas de ágar e ágar sangue mais recentes.

Nós cultivamos EMB e McKangie. Coloque as quatro placas com o Gas Pack (fabricado pela fábrica LBB) num recipiente chamado jarro anearóbico. Após 48 horas a 37 °C de incubação, as placas são examinadas. Se a colónia não tiver crescido, devolva-a à câmara anaeróbia e incube-a durante mais uma semana para se certificar. Assim, são realizadas três séries de culturas e colocadas em frasco anaeróbio, jarro de velas e ambiente aeróbio em três condições diferentes.

De acordo com estas condições, estudamos o crescimento de bactérias, quer seja absolutamente anaeróbico ou microaerotológico ou anaeróbico opcional. Para confirmar a anaerobicidade absoluta das bactérias da mesma colónia para o meio tioglicolato, o líquido é inoculado e incubado durante 24 a 48 horas a 37 °C.

As bactérias aeróbicas absolutas crescem em uma única camada na superfície do ambiente, microaerófilos próximos à superfície, aeróbica anaeróbica opcional em todo o ambiente As bactérias anaeróbicas absolutas crescem apenas no ambiente mais profundo. No caso das bactérias anaeróbias, de acordo com a morfologia das bactérias, identificamo-las com a ajuda de testes diferenciais. No caso das micobactérias, são utilizados testes de coloração específica de Zyl Nelson e testes diferenciais de niacina, catalase sensível ao calor e nitrato.

A susceptibilidade bacteriana aos antibióticos é diferente. A necessidade na escolha dos antibióticos, obter informações sobre o padrão de susceptibilidade do microrganismo causador da infecção é um dos métodos comuns de teste de susceptibilidade antimicrobiana ao Bauer-Kirby ou Disk Diffusion. Seja. Müller-Hinton agar medium é o meio de escolha para esta experiência. No primeiro passo, foi preparada uma suspensão a partir das bactérias obtidas e a turbidez da suspensão resultante foi comparada com a turbidez do tubo padrão (MC Farland) para ajustá-la a partir de soro fisiológico estéril com bactérias.

Com um cotonete, pegue os tubos contendo as bactérias e coloque-os em um meio de cultura (tabuleiro de xadrez) e disco. Após incubação durante 24 horas, medir as zonas de inibição de crescimento.

Os discos antibióticos utilizados neste estudo incluem: rifampicina, ceftazidima, cefazolina, clindamicina, vancomicina, cloxacilina, gentamicina, penicilina, ciprofloxacina, colestina, tobramicina e zoxim.

Resultados do teste de susceptibilidade aos antibióticos Gram-positivos

Como mencionado anteriormente, as bactérias gram-positivas isoladas das feridas de pacientes diabéticos incluíam Staphylococcus aureus, Staphylococcus epidermis e bacilos gram-positivos (Lactobacillus, Corynebacterium e difteria). O Staphylococcus aureus com uma frequência de 29,41% foi o patogénico mais gram-positivo isolado de feridas infecciosas de doentes diabéticos. Entre os antibióticos testados, o Staphylococcus aureus mostrou a maior sensibilidade ao antibiótico rifampicina, ou seja 70%, seguido pela cefazolina 60% e clindamicina 60%.

Também mostrou a maior resistência à cloxacilina e à penicilina (100%), bem como à ceftazidima e à colestina (90%).

Resultados do teste de susceptibilidade a bactérias Gram-negativas

Ecoli é a bactéria mais gram-negativa isolada das feridas de doentes diabéticos com 29,47% de frequência relativa e esta bactéria é a mais presente nas feridas infecciosas de doentes diabéticos após Staphylococcus aureus. Os resultados do antibiograma desta bactéria mostraram que o Ecoli mostrou alta resistência (100%) à maioria dos antibióticos testados neste estudo e apenas aos antibióticos clindamicina, gentamicina e ciprofloxacina. 25% indicado.

Resultados de testes de sensibilidade de bactérias anaeróbias isoladas

Como foi dito anteriormente, o Peptostreptococcus foi o patógeno mais anaeróbio obtido em condições experimentais com 80% de frequência. Os resultados da susceptibilidade a antibióticos deste patógeno mostraram que o Peptostostreptococcus mostrou sensibilidade muito alta à rifampicina (100%) e depois à cefazolina (75%) e à ciprofloxacina (75%).

As feridas infecciosas ainda são a causa mais comum de amputação dos membros inferiores em pacientes diabéticos. A deficiência de granulócitos e a diminuição da imunidade celular e da infecção polimicrobiana e resistência das bactérias nas feridas diabéticas é uma das principais causas de mortalidade nestes doentes.

Sempre que surgem úlceras infecciosas em doentes diabéticos, a probabilidade de septicemia aumenta. Portanto, no momento da formação da ferida, as feridas destes pacientes devem ser cultivadas e o agente bacteriano deve ser identificado, e então um teste antibiograma deve ser realizado com um teste de susceptibilidade a antibióticos. Neste estudo, de acordo com os resultados, 75% dos polibacterianos e 25% dos agentes monobacterianos foram isolados das feridas infecciosas dos doentes. Peptostreptococcus (80%) foi a bactéria anaeróbica mais abundante isolada e Staphylococcus aureus (29,47%) e Ecoli (26,41%) foram as mais abundantes. Tem. Deve-se notar que a maior susceptibilidade antibiótica dos peptostreptococos isolados à rifampicina e Staphylococcus aureus à rifampicina e ao Ecoli mostrou alta resistência à maioria dos antibióticos estudados.

Num estudo realizado no Irão em 1996 sob o título de estudo dos factores bacterianos nas infecções dos pés de diabéticos, a maioria dos microrganismos isolados das feridas infecciosas eram Staphylococcus aureus com uma frequência de 59,4% e depois Ecoli com uma frequência de%. 46 afirmaram que estes patógenos eram os mais comuns nas feridas infecciosas do estudo e eram as principais causas de infecção.

Em outro estudo realizado em 1976 intitulado Isolamento e estudo da resistência bacteriana a antibióticos em feridas infecciosas de doença diabética no Hospital Hazrat Rasoul Akram (PBUH) em Teerã, a principal causa de úlceras do pé diabético foi o Staphylococcus aureus (35,97%). E o Ecoli (25,60%) .

Em outro estudo realizado sobre as úlceras do pé de pacientes diabéticos pelo Dr. Mohammad Saeed Malek Kiani no Hospital Amir Al-Mo'menin em Teerã em1372, Kelly Basil, Staphylococcus aureus e Pseudomonas foram isolados e também27% das feridas eram polimicrobianas.

No entanto, no presente estudo, 75% das feridas eram polibacterianas e os micróbios das feridas infectadas dos doentes eram consistentes com os agentes patogénicos do estudo. Num estudo de 1994 de Kim Felder, a causa mais comum de patógenos causadores de feridas foi relatada por Staphylococcus aureus 48%, o que é muito semelhante ao estudo. Um estudo realizado em 1999 por OHANKA et al. na Universidade de Benin, Nigéria, isolou doentes coliformes e estafilocócicos das suas feridas, o que é consistente com o estudo.

Outro estudo de I. Mantey et al. Em dezembro de 2000, em Londres, constatou que pacientes diabéticos com úlceras do pé tinham maior probabilidade de desenvolver infecções estafilocócicas (44), muito semelhantes às do Staphylococcus aureus. Na pesquisa, tem a maior frequência.

Em um estudo de 2000 realizado por LLphoa et al. No Hospital Alexandra em Singapura, um homem de 66 anos com diabetes mellitus que também tinha osteomielite foi diagnosticado com um tipo de etiqueta de Mycobacterium. (Scrofulaceum) foi isolado. Deve-se notar que no presente estudo, 10% de Mycobacterium foi isolado.

Outro estudo (em 1992) realizado por Edgar Borero em 100 pacientes diabéticos relatou que os bacilos totais eram a bactéria mais comum. Deve-se notar também que muitos estudos anteriores sobre as feridas de pacientes diabéticos não mencionaram o isolamento de microrganismos anaeróbicos. Contudo, durante esta dissertação e devido à disponibilidade de instalações de teste em condições anaeróbias, conseguimos isolar as bactérias anaeróbias (12,83 %). Em estudos e pesquisas anteriores, foram realizados testes de susceptibilidade em micróbios isolados de feridas infecciosas de doentes diabéticos, e são mencionados alguns exemplos.

Em um estudo realizado no Hospital Rasoul Akram em Teerã, todas as bactérias isoladas de feridas mostraram alta sensibilidade à ciprofloxacina antibiótica. Enquanto os patógenos comuns no estudo, que incluíam Staphylococcus aureus e Ecoli em condições aeróbicas e Peptostostreptococcus anaeróbico, mostraram uma sensibilidade de 50%, 25% e 75%, respectivamente. Em um estudo de Lancenperterson de 1989, a ciprofloxacina foi utilizada para tratar feridas infecciosas, o que levou à cicatrização final dos pacientes.

Entretanto, como mencionado durante este estudo, não foi observada alta sensibilidade à ciprofloxacina. Em outro estudo de James Tan, a amoxicilina e clindamicina foram introduzidas como primeira escolha em feridas infecciosas. Contudo, de acordo com os testes de susceptibilidade desta dissertação, as bactérias mostraram uma resistência considerável a ambos os antibióticos. De acordo com os resultados do teste de susceptibilidade, devem salientar-se vários pontos, o mais importante dos quais são os resultados do teste de susceptibilidade microbiana à rifampicina, que é o caso do Staphylococcus aureus, que é o patogéneo mais isolado das feridas dos doentes, bem como do Peptostostreptococcus. Tem a percentagem mais elevada entre os anaeróbios e tem demonstrado uma elevada sensibilidade.

Como mencionado, o Ecoli é um dos patógenos mais comuns isolados das úlceras do pé diabético após o Staphylococcus aureus. Os resultados da susceptibilidade aos antibióticos mostraram que o Ecoli era resistente a quase todos os antibióticos testados neste estudo e mostrou apenas 25% de hipersensibilidade à ciprofloxacina, clindamicina e gentamicina. Contudo, a ciprofloxacina e a clindamicina fazem frequentemente parte do tratamento de rotina deste grupo de pacientes.

A quantidade de infecção e sua prevalência em cada país depende diretamente de seu estado de saúde, cultural e econômico, e além de escolher o tipo de antibiótico e sua dose e a prevalência de antibióticos em cada país, a cultura do uso de drogas em cada país É especialmente importante para erradicar a infecção. O uso de múltiplos antibióticos devido à falta de diagnóstico adequado acelera o crescimento excessivo de espécies resistentes a vários antibióticos nos centros médicos.

Os resultados dos testes de susceptibilidade microbiana neste estudo indicam uma alta percentagem de resistência de bactérias isoladas à maioria dos antibióticos. (Especialmente no caso do Ecoli, que é um patógeno comum). Também, como mencionado, Staphylococcus aureus, que é o principal patógeno isolado de feridas, e

Peptostostreptococcus em bactérias anaeróbias, hipersensíveis à rifampicina, mostraram que pode ser necessário considerar os efeitos colaterais da administração. Outras questões clínicas relativas à administração deste antibiótico devem ser consideradas. Considerando a crescente resistência das bactérias aos antibióticos comuns em nosso país, que se deve ao seu uso inadequado e irracional e ao seu consumo excessivo, devemos pensar em medidas para lidar com a propagação do problema da resistência.

Capítulo IV
Cicatrização e tratamento de feridas diabéticas

A cicatrização de feridas diabéticas é um dos maiores desafios para as pessoas que lutam contra a diabetes. Porque quando uma pessoa tem diabetes, as suas feridas podem cicatrizar mais tarde. Isto pode aumentar o risco de infecção e o desenvolvimento de outras complicações. Claro que, quando se trata de cicatrizar feridas diabéticas, é importante saber que alguém que gere bem a sua diabetes também pode acelerar a cicatrização das suas feridas. Isto também reduz as chances de obter uma infecção grave. De acordo com o Centers for Disease Control (CDC), aproximadamente 30,3 milhões de pessoas nos Estados Unidos têm diabetes. Muitas destas pessoas também experimentam complicações de infecções de feridas.

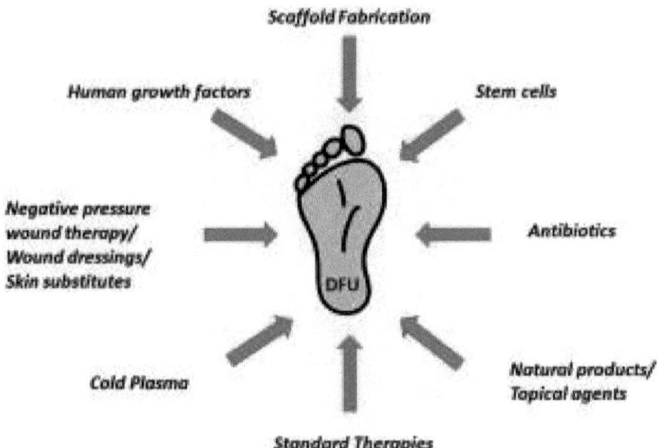

Figura 28. Andaimesno tratamento de úlceras do pé diabético: novas tendências versus abordagens convencionais

Feridas, cortes e pequenas queimaduras são fatais, mas inevitáveis. Entretanto, estes ferimentos podem levar a problemas sérios de saúde para pessoas com diabetes. Muitas feridas saram, que em outros povos saram lentamente. Em diabetics, eles não recuperam bem ou nunca recuperam. Se estas feridas ficarem infectadas, o problema torna-se ainda mais grave. Porque a infecção pode espalhar-se para tecidos e ossos perto da ferida ou para áreas mais distantes do corpo. Em alguns casos, sem cuidados médicos, a infecção pode ser fatal ou potencialmente fatal. Mesmo quando uma ferida não é infectada, a sua lenta recuperação pode afectar negativamente a saúde geral e a qualidade de vida de uma pessoa. Lesões ou ferimentos no pé podem dificultar o caminhar e tornar o exercício doloroso. Pessoas com diabetes precisam manter o açúcar no sangue sob controle para reduzir o risco de retardar a cicatrização da ferida e suas complicações, incluindo as úlceras do pé. De acordo com alguns relatórios, as úlceras de pé ocorrem em cerca de 1 em cada 4 pessoas com diabetes. As úlceras de pé são feridas dolorosas que podem eventualmente levar à amputação. Cerca de 230 amputações devido à diabetes ocorrem diariamente nos Estados Unidos, de acordo com o estudo.

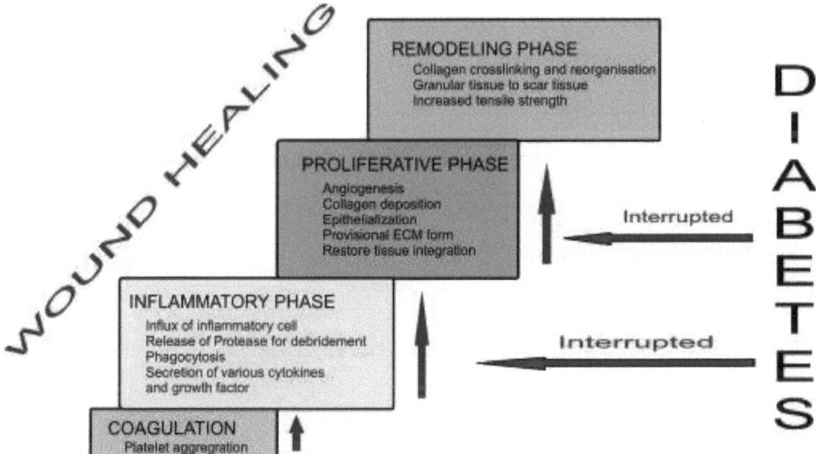

Figura 29. Visão mecanicista das feridas diabéticas: Patogénese, alvos moleculares e tratamento

Causas de úlceras diabéticas

Um estudo de 2013 encontrou uma clara ligação entre o açúcar no sangue e a cicatrização de feridas. Esta investigação mostrou que as pessoas que foram submetidas a cirurgia para feridas crónicas de diabéticos têm maior probabilidade de recuperação total se o seu açúcar no sangue for bem controlado durante a cirurgia. A diabetes interfere na produção de insulina ou na sensibilidade do corpo à insulina. A insulina é uma hormona que permite que as células recebam glicose da corrente sanguínea e a utilizem para obter energia. Esta desordem na produção ou absorção de insulina torna mais difícil para o corpo controlar os níveis de açúcar no sangue. Quando o açúcar no sangue permanece permanentemente elevado, perturba a função dos glóbulos brancos. Os glóbulos brancos desempenham um papel fundamental no funcionamento do sistema imunitário. Quando os glóbulos brancos são incapazes de funcionar correctamente, a capacidade do corpo para combater bactérias e fechar feridas diminui. As pessoas com diabetes descontrolada podem ter uma má circulação. Ao abrandar a circulação sanguínea, o sangue move-se mais lentamente, tornando mais difícil para o corpo transferir nutrientes para as feridas. Como resultado, as feridas cicatrizam lentamente ou podem não cicatrizar de todo. A diabetes também pode causar neuropatia (lesão nervosa), o que também afecta a cicatrização da ferida. O açúcar no sangue incontrolado pode danificar os nervos e destruir a sensação na área. Isto pode significar que as pessoas com diabetes que têm uma lesão no pé podem não estar cientes da lesão. Se a pessoa não estiver ciente da lesão, pode não procurar tratamento, o que pode piorar a ferida. A combinação de cura lenta e redução da sensação na área afetada aumenta significativamente o risco de infecção.

O risco de infecção bacteriana em feridas aumenta em pessoas com diabetes tipo 1 ou tipo 2. Os factores que podem aumentar este risco incluem:
- ➢ Transtorno sudoríparo
- ➢ Pele seca e rachada
- ➢ Infecções das unhas dos pés
- ➢ Anomalias nos pés, como os pés de Charcot

Outras formas que podem ser eficazes na cicatrização de feridas diabéticas incluem:
- ➢ Diminuição da produção de hormonas de crescimento e reparação
- ➢ Diminuição da produção e regeneração de novos vasos sanguíneos
- ➢ Fraca barreira cutânea Baixa produção de colágeno

Complicações da úlcera diabética

As pessoas cujas feridas cicatrizam tarde devido aos efeitos da diabetes nos nervos e vasos sanguíneos podem ter outras complicações. Estas incluem doenças cardíacas, doenças renais e problemas oculares. Se a ferida não tratada for infectada, a infecção pode alastrar localmente para os músculos e ossos. Os médicos chamam a esta doença osteomielite ou infecção óssea. Se a infecção se desenvolver numa ferida e não for tratada, pode progredir para a gangrena. A gangrena é uma das principais causas de amputação em pessoas que perdem os membros devido à diabetes. Por vezes, as pessoas com infecções não controladas também desenvolvem septicemia, que é causada pela propagação da infecção na corrente sanguínea. A sepsis é perigosa e pode ser uma ameaça à vida.

É essencial que as pessoas com diabetes monitorizem as suas feridas de perto. Embora as feridas possam sarar lentamente, não é normal que fiquem abertas, se espalhem, sangram ou vazem, ou causem dores fortes. A infecção não ocorre em todas as feridas. O primeiro passo para a prevenir é limpar a ferida e cobri-la com um curativo limpo. Isto precisa de ser repetido diariamente. Pode ser uma boa ideia as pessoas com diabetes usarem sapatos e meias enquanto andam. Especialmente se elas tiverem feridas nos pés. Porque estar descalço aumenta o risco de infecção. Os povos com qualquer tipo de diabetes devem procurar o tratamento se desenvolvem feridas em seus pés e não curam. Para combater qualquer infecção, uma pessoa necessita frequentemente de tomar antibióticos e pode necessitar de ser hospitalizada se a ferida for grave.

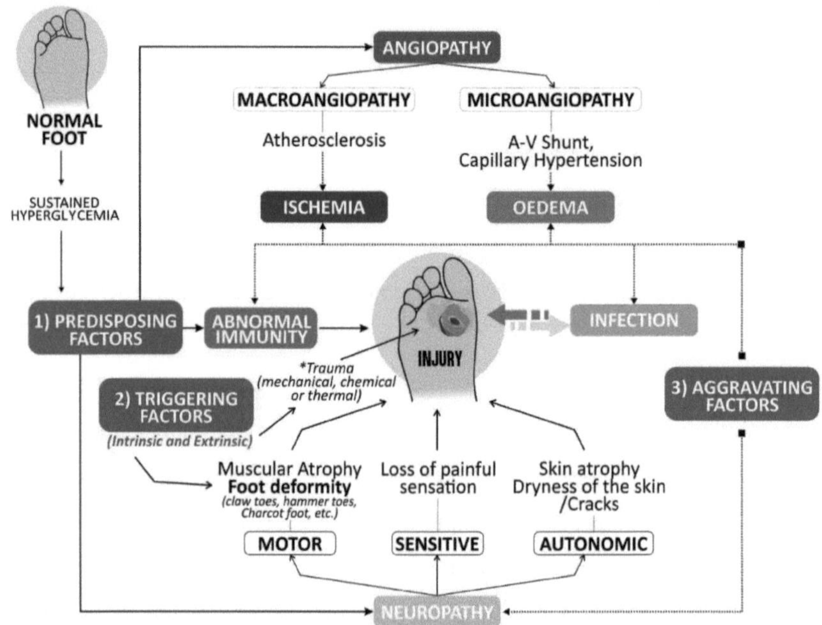

Figura 30. Úlceras do pé diabético: Avanços Atuais em Terapias Antimicrobianas

Controle da glicemia

É importante notar que as pessoas que controlam os seus níveis de açúcar no sangue têm menos probabilidade de desenvolver feridas graves que não cicatrizam. As pessoas com diabetes tipo 1 precisam de insulina durante toda a vida para controlar o açúcar no sangue. Além de tomar insulina e outros medicamentos, as pessoas com diabetes tipo 2 podem melhorar significativamente seus níveis de açúcar no sangue fazendo algumas mudanças no estilo de vida, como uma dieta saudável, exercício regular, e controle de peso. Estas mudanças do lifestyle podem mesmo ajudar a uma pessoa controlar o diabetes sem medicação.

Tratamentos caseiros e tradicionais para as úlceras do pé diabético

Além dos tratamentos médicos, existem outros métodos domésticos e tradicionais que podem ser usados para tratar as úlceras do pé diabético, mas você deve observar que para usar qualquer um desses tratamentos, você deve primeiro consultar o seu médico e se a ferida Você no fundo, esqueça a auto-medicação e procure tratamento médico. Alguns remédios caseiros e tradicionais incluem:

Querida: O mel tem propriedades antibacterianas, antivirais, anti-inflamatórias e antioxidantes que podem combater os germes e prevenir o desenvolvimento de infecções. Aplique um pouco de mel orgânico sobre a ferida e após 10 a 15 minutos, lave-a com água; Faça isto pelo menos 2-3 vezes ao dia.

Aloe vera: Esta planta também tem propriedades anti-inflamatórias, antimicrobianas e analgésicas. Ao esfregar o gel de aloé vera em inflamações e feridas, pode reduzir a dor e o desconforto.

Cafeína: A cafeína estimula o sistema nervoso central e aumenta o fluxo sanguíneo nas artérias. A cafeína pode ser capaz de resolver os problemas circulatórios nas pernas e melhorar a actividade do sistema imunitário nessa área.

Comidas ricas em magnésio: As pesquisas mostram que a deficiência de magnésio exacerba os efeitos da diabetes e enfraquece o sistema imunológico. Portanto, é melhor comer alimentos ricos em magnésio, como sementes de abóbora, espinafre, feijão preto, abacate, chocolate preto e banana.

Ginseng: O Ginseng ajuda a regular os níveis de açúcar no sangue e cura infecções do pé diabético. Raiz de ruibarbo: A raiz de ruibarbo também tem propriedades antimicrobianas e anti-inflamatórias. Esta raiz é muito eficaz e útil no tratamento de infecções do pé diabético e pode neutralizar rapidamente a infecção e reduzir o tamanho da ferida.

Zinco: O zinco acelera o processo de regeneração e cura do corpo. É por isso que é eficaz no tratamento de úlceras do pé diabético. Alimentos que contêm zinco, tais como grãos, nozes, chocolate preto, carne bovina, espinafres, cogumelos, etc.

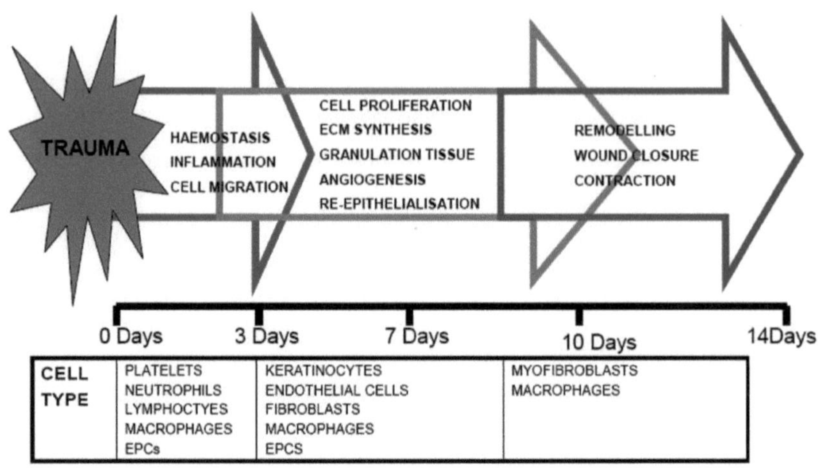

Figura 31. Terapia Tópica com Haste e Células Progenitoras para Úlceras do Pé Diabético

Neuropatia diabética

Com o tempo, a diabetes pode causar danos nos nervos e perda de sensibilidade nos membros (especialmente nas pernas). Se os nervos das pernas estiverem danificados, você pode não sentir frio, calor ou dor. Também pode causar uma sensação de ardor nas pernas. Esta perda de sensibilidade é chamada neuropatia sensorial diabética. A perda de consciência pode aumentar o risco de cortes, feridas e bolhas. Após a neuropatia diabética, não sente quaisquer feridas nas pernas, pelo que podem ocorrer lesões e até causar infecções. Além disso, os músculos das pernas podem não funcionar adequadamente porque os nervos que causam o músculo a funcionar são danificados. Além disso, o movimento e a rotação das pernas não funcionam correctamente e causam uma pressão excessiva numa zona das pernas. Em geral, os problemas nas pernas são devidos a danos nos nervos e doenças vasculares periféricas. A diabetes causa alterações nos vasos sanguíneos, incluindo as artérias. Além disso, na doença vascular periférica, as gorduras acumulam-se nas paredes das artérias, bloqueando as artérias. Este bloqueio restringe o fluxo sanguíneo aos órgãos. A diminuição do fluxo sanguíneo também pode causar dor, infecção e redução da cicatrização das feridas. Infecções graves podem por vezes levar a deformidades das pernas e eventualmente a amputações. A diabetes pode causar problemas graves nas pernas e pode levar a infecções, deformidades ou mesmo amputações. No entanto, muitos destes problemas podem ser minimizados ou completamente prevenidos. Enquanto controla o seu açúcar no sangue e segue os conselhos do seu médico é a melhor maneira de prevenir estes problemas, cuidar de si e ter os seus pés verificados regularmente pelo seu médico também pode ajudar a prevenir problemas nos pés das pessoas com diabetes.

Teorias psicanalíticas da ansiedade

Teoria freudiana: Em seus escritos posteriores (1936), Freud distinguiu entre três tipos diferentes de ansiedade. Ansiedade objetiva sobre a realidade que todos experimentam e a capacidade de reagir ao perigo real, como acontece no mundo exterior. Freud afirma que tal ansiedade é tanto regular quanto proporcional ao estímulo. Tal ansiedade é uma forma rápida e adaptativa a que uma pessoa recorre quando se depara com o perigo. As duas formas de ansiedade que causam problemas psicológicos são chamadas ansiedade moral e ansiedade neurótica. A fim de compreender plenamente a natureza desses dois tipos de ansiedade, é necessário primeiro fornecer um quadro geral dos princípios de Freud. Freud acreditava que a personalidade humana tem três tipos básicos de componentes: a instituição, o eu e a transcendência. Ela está presente desde o nascimento e é a fonte de toda a energia mental chamada libido. Essa energia é usada para satisfazer os impulsos biológicos básicos, como libido, agressão, fome, sede, esvaziamento da bexiga e necessidades sensoriais, como calor e prazer. Em essência, a instituição é inteiramente hedonista e busca a gratificação imediata sem restrições ou sem levar em conta a lógica e a ética. Ela evolui a partir da própria instituição e age como uma força limitadora, considerando as exigências e limitações da realidade. Quando a demanda terceirizada aumenta. A sua tarefa torna-se mais complicada. A metafísica pode ser considerada quase equivalente à consciência superior, que se enraíza nas primeiras experiências de recompensa, castigo e valores morais dos pais, de modo que seu comportamento é formado pela complexa interação dessas três forças psicológicas e pela competição entre elas.

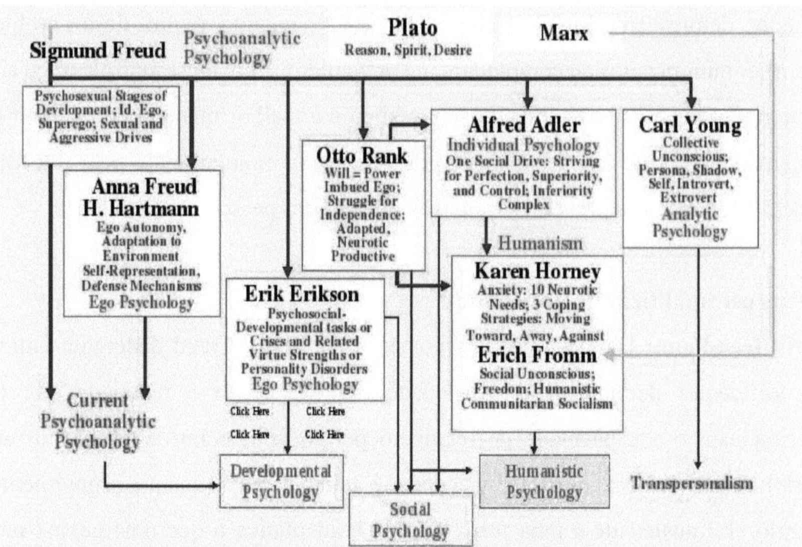

Figura 22. Teoria Psicanalítica Ideias freudianas a construção psicanalítica da "mente" está enraizada na biologia.

Freud afirma que a primeira experiência de ansiedade ocorre ao nascer. O bebé separa-se do útero, que é um lugar seguro para ele, e entra numa situação nova e desconhecida, e de repente percebe que as necessidades da instituição podem ser satisfeitas com um atraso. É a ansiedade inicial que então se torna um modelo para todas as outras experiências. Voltamos à segunda forma das três formas de ansiedade freudiana. A ansiedade moral refere-se ao medo de ser punido pelo eu transcendental e ocorre quando a instituição força o indivíduo a realizar um comportamento ou desperta o desejo de realizar esse comportamento e o comportamento não é compatível com as normas normais. Nesses casos, a ansiedade toma a forma de sentimentos de culpa e vergonha. A terceira forma, a ansiedade neurótica, é o resultado de uma instituição que ameaça o autocontrole, cuja conseqüência social é um comportamento hedonista ou agressivo. A criança tem sido severamente punida por tais comportamentos do passado ao presente, bem como pela expectativa de castigos futuros que causam ansiedade. O próprio esforço é repelido pelo autocontrole, mas a ansiedade flutuante é experimentada até que essa repetição seja parcialmente bem sucedida. Essas ansiedades flutuantes podem se apegar a objetos do mundo real, tentando liberar o estresse acumulado. O medo é projetado em outra coisa. Que é um símbolo de conflito inconsciente e cria medo (Powell, Trevor, 1990, traduzido por Bakhshipour, 2008).

Teoria Neofróide

Essas teorias surgiram nas décadas de 1930 e 1940, em grande parte como resultado de discordâncias sobre o que a extrema ênfase de Freud sobre a importância dos impulsos impõe ao indivíduo. Os Neo-Freudianos consideram a personalidade humana como sendo em grande parte uma consequência de influências sociais. Eles concluem que a ansiedade precoce não ocorre no nascimento, mas mais tarde quando a criança percebe que é dependente de seus pais. A criança é dependente dos pais não só para necessidades fisiológicas básicas, mas também para proteção e apoio. A ansiedade surge do fracasso potencial ou real de tais necessidades. Como resultado do mau comportamento da criança, os pais podem reter as suas emoções e apoio da criança. Esta ameaça motiva a criança a cumprir com as expectativas dos pais. Contudo, a necessidade constante da criança de repelir esses impulsos cria frustração e depois agressão dos pais. Claramente, se a criança expressa essa agressão, ela levará à rejeição inicial e à ansiedade, caso contrário ela será forçada a reprimi-la através de mecanismos de defesa. A ansiedade secundária na vida após a morte ocorre quando esses mecanismos de defesa bem estabelecidos usados para suprimir a ansiedade primária no início da vida são desafiados. Segundo a teoria neo-Freudiana, quando as defesas iniciais usadas contra a ansiedade primária são razoáveis, elas não serão facilmente ameaçadas em novas situações. Se tais defesas são fracas ou enfraquecidas como resultado de estresse de longo prazo, então novas defesas são formadas que fomentam novas ansiedades e resultam em neurótico completo (Powell, Trevor, 1990; Bakhshipour, 2008).

Teorias comportamentais da ansiedade

Watson e Rainer (1920) foram os pioneiros pesquisadores que exploraram os medos com base na teoria comportamental. De acordo com eles, o pânico pode ser aprendido através do processo clássico de condicionamento. Embora o condicionamento clássico possa ser parte do processo, é claro que na vida, raramente há um encontro recorrente entre uma resposta ao medo e um estímulo não relacionado para criar medo desse estímulo (Watson Verins, 1920).

Mavar (1949) propôs uma teoria de dois fatores para justificar a criação e manutenção do medo e para desenvolver a teoria comportamental. O primeiro passo é que os medos são criados através do condicionamento clássico e, posteriormente, aprende-se a reduzir esse medo, evitando-o. A redução do medo através da evasão, o segundo tipo de aprendizado, é chamado de "condicionamento instrumental" e persiste porque reduz a ansiedade e, portanto, é imediatamente reforçado (Powell, Trevor, 1990, traduzido por Bakhshipour, 2008).

Teorias Cognitivas-sociais de aprendizagem (CSL)

Esta visão evoluiu do behaviorismo, e sua difusão foi o resultado da insatisfação com o que se chamava inflexibilidade e as idéias simplistas do puro behaviorismo. Bandura (1969) estava certo de que o medo e a ansiedade são aprendidos, mas ele listou quatro mecanismos sociais para este aprendizado: Primeiro, o medo pode ser aprendido através do condicionamento clássico, exactamente da mesma forma que descrito. Segundo, de acordo com Bandura, a "experiência de aproximação" (ver outra pessoa sofrer insatisfação, punição ou dor como resultado do seu comportamento) pode ser importante.

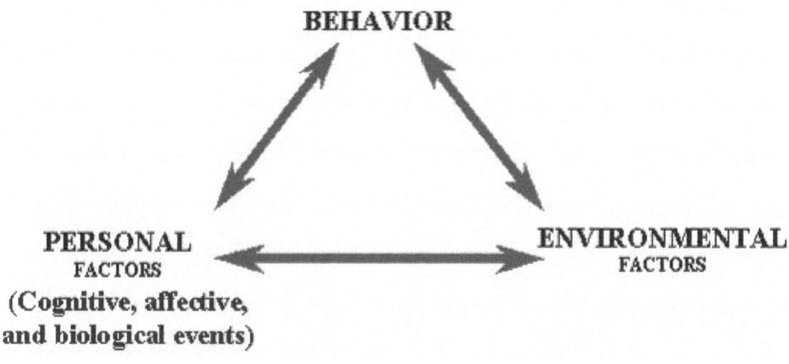

Figura 23. Teoria da Aprendizagem Social

Este processo também é chamado de "modelagem de papéis". Em terceiro lugar, "educação simbólica" refere-se à aprendizagem através da educação, lendo ou dizendo que certas coisas são ameaçadoras, dolorosas ou proibidas. Bandura IV também se refere à lógica simbólica, que é potencialmente importante na criação de ansiedade. Alguém pode inferir algo perigoso. Este processo pode ser lógico ou irracional. Portanto, as teorias de aprendizagem cognitivo-social enfatizam a importância de combinar princípios de aprendizagem com o papel do pensamento e do raciocínio individual na causa de distúrbios de ansiedade. Outro componente importante da CSL é o conceito de automação. Bandura (1977) afirmou que as expectativas são a eficiência de uma pessoa que determina se os comportamentos de enfrentamento serão implementados e até que ponto a pessoa se envolverá nestes comportamentos. Estes padrões de enfrentamento são baseados em um entendimento correto da situação, experiência anterior e confiança da pessoa na capacidade de fornecer a resposta apropriada para o enfrentamento.

Teorias Cognitivas de Ansiedade

Os teóricos cognitivos acreditam que não são eventos ou incidentes que causam ansiedade ou stress. Ao contrário, é mais a interpretação desses eventos que pode levar a esses problemas. As teorias cognitivas geralmente afirmam que a ansiedade é causada pela situação incorreta ou mal adaptada que leva à percepção do perigo. Beck (1985) argumenta que a preocupação mental da pessoa em risco de perigo se manifesta na forma de uma emergência involuntária e constante de pensamentos automáticos sob a forma de imagens visuais ou auto-falas. Estes pensamentos são sobre potenciais danos físicos ou psicológicos que ameaçam a pessoa, tais pensamentos ocorrem tão rapidamente que a pessoa não está ciente de sua ocorrência e a pessoa simplesmente percebe que ela se tornou excessivamente ansiosa. No entanto, estes pensamentos ou imagens mentais não estão apenas relacionados com situações externas. É provável que a pessoa interprete mal quaisquer sintomas físicos que ocorram de uma forma altamente exagerada e catastrófica.

Uma leve dor de cabeça torna-se um tumor cerebral, aperto no peito, um sinal de ataque cardíaco, dificuldade em respirar são interpretados como morte certa. Tais interpretações exacerbam a ansiedade e, portanto, aumentam os sintomas. Beck afirma que pensamentos ansiosos estão associados a quase um ou uma combinação de quatro tipos gerais de erros de pensamento:

I. Catastrófico: Quando uma pessoa ansiosa é confrontada com perigo ou problemas, o resultado esperado é uma catástrofe.

II. Excesso de exagero: Pequenos erros ou defeitos tornam-se falhas absolutas ou fraquezas fatais.

III. Sobre-generalização: Uma experiência difícil torna-se a regra que governa todo o ser de uma pessoa.

IV. Ignorar coisas positivas: ignorar todos os sucessos passados, apoios pessoais e capacidades. Beck enfatiza que pessoas ansiosas recriam eventos infelizes em sua imaginação para que tais eventos sejam re-imaginados com tal clareza que possam ser tão ansiosas quanto o evento original. Isso leva à propagação potencial de estímulos indutores de ansiedade, de modo que muitos eventos evocam o incidente inicial amargo para a pessoa (Powell, Trevor, 1990, traduzido por Bakhshipour, 2008).

Ellis (1976) considera as causas primárias da ansiedade humana como crenças irracionais que estão na base de pensamentos irracionais e agir sobre eles causa ansiedade no indivíduo.

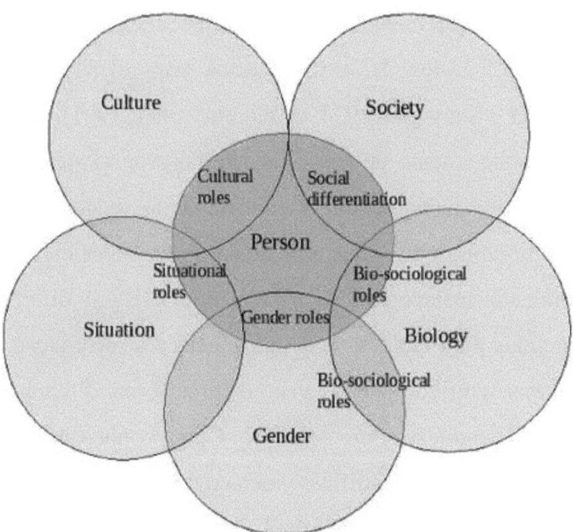

Figura 24. Diferença entre a Teoria Cognitiva Social e a Teoria da Aprendizagem Social

Ansiedade e sua associação com a diabetes

Em diabéticos, os sintomas físicos estão associados a sintomas psicológicos como depressão, ansiedade, auto-morbidade e desconforto. De acordo com muitos estudos, pacientes diabéticos morrem prematuramente na maioria das comunidades, e a maioria desses pacientes tem um histórico de depressão e ansiedade. Como os diabéticos requerem uma dieta rigorosa e esforço constante para regular as atividades diárias, e qualquer negligência pode causar sintomas perigosos, esses pacientes estão sempre ansiosos (Bill 1973). Os diabéticos são normalmente muito sensíveis e têm uma reacção extrema. Mostram stress. A resposta emocional ao stress pode desencadear a libertação de hormonas que põem em perigo a saúde de uma pessoa e afectam negativamente o metabolismo da gordura e da glicose. Qualquer raiva, medo, stress, ansiedade, tabagismo, trauma físico ou febre. Um ataque cardíaco ou AVC causa altos níveis de açúcar no sangue e é muito perigoso (citado pelo Haghparast 2006).

Metacognição

O termo metacognição refere-se ao nosso conhecimento dos nossos processos cognitivos e como utilizá-los da melhor forma para alcançar os objectivos de aprendizagem (Bayler e Snowman 1933, citado em Zohar, 1991). Em outras palavras, metacognição é o conhecimento ou a consciência do próprio sistema cognitivo ou o conhecimento sobre o conhecimento. O conhecimento metacognitivo ajuda-nos a medir o nosso progresso no que lemos à medida que aprendemos e conhecemos. Em suma, o conhecimento metacognitivo diz-nos que existem diferentes formas de organizar os conteúdos para facilitar a aprendizagem e a recordação (Seif, 1997). O reconhecimento metacognitivo pode ser visto de uma forma diferente, na medida em que é conhecido como cognição sobre cognição. Como conhecemos a cognição como saber e aprender, podemos significar metacognição para saber sobre nossa aprendizagem e pensamento. Portanto, uma das interpretações muito próximas da metacognição é aprender a aprender (Seif, 2000). Metacognição é qualquer conhecimento ou actividade cognitiva cujo objecto é a cognição ou que regula a actividade ou processos mentais e cognitivos humanos (Flavel, 1984; citado em Seif, 2000).

Metacognição é a informação que cada pessoa tem sobre seu sistema cognitivo, e inclui os processos da memória do indivíduo, e a pesquisa tem mostrado que a consciência de uma pessoa sobre suas atividades ou processos cognitivos tem um grande papel e impacto na aprendizagem. Até agora, foram identificadas três categorias ou categorias no conhecimento metacognitivo. Estas classes são:

A. Consciência do sistema cognitivo de cada um: Esta é a primeira categoria no sistema cognitivo que deve ser considerada e refere-se ao conhecimento da pessoa sobre o que ela deve saber sobre a aprendizagem e o processamento da informação. Conhecer as capacidades de memória e estimar correctamente estas capacidades pode ajudar uma pessoa a adquirir, manter e usar correctamente o que aprendeu. Se não soubermos como rever o material ou o tempo necessário para fazê-lo desde o início, ao lidar com qualquer tarefa, devemos lê-lo novamente. Além disso, a informação que temos sobre o nosso sistema cognitivo pode incluir as três fases da memória (memória sensorial, memória de curto prazo, memória de longo prazo) ou processos de controlo (Kadivar, 2000).

B. Informar a pessoa sobre a tarefa: O conhecimento sobre a tarefa inclui o conhecimento sobre a natureza, tipo, qualidade e forma da tarefa que a pessoa vai realizar, tais como saber o tempo, número e forma de perguntas em um teste (Flavel, 1973; Citando Kar e Joyce, 1998). O primeiro passo na aprendizagem é conhecer o propósito da aprendizagem. Como as ineficiências de memória são mais prováveis de serem devidas à falta de atenção no início da tarefa, se o conteúdo for cuidadosamente selecionado no início do processamento, sua recordação também será prejudicada. A fim de processar a informação correctamente, o aprendente deve ser capaz de tomar consciência das suas capacidades nessa área (Carro e Joyce, 1998).

C. Sensibilização para a estratégia: O conhecimento das estratégias inclui o conhecimento das estratégias cognitivas. Isto significa que se pode saber quando e onde e que estratégia pode ser evitada (Flawl, 1979; citando Kar & Joyce, 1998). Estratégia é um plano geral ou conjunto de operações para atingir um determinado objetivo. É planejada. Outro termo relacionado à estratégia é fan, que serve à estratégia. Em relação à estratégia e à tecnologia, Bayler e Snowman (1993) acreditam que talvez o mais importante para entender esses dois conceitos seja que a tecnologia deve ser consistente com os objetivos da estratégia (Saif 1379). Metacognição inclui estratégias cognitivas e estratégias metacognitivas (Zohar, 1999).

A maioria dos teóricos tem feito uma distinção fundamental entre os dois aspectos do metacognição, o conhecimento metacognitivo e a regulação metacognitiva. O conhecimento metacognitivo é a informação que os indivíduos têm sobre o seu conhecimento e sobre os factores relacionados com a tarefa ou estratégias de aprendizagem que a afectam. A regulação metacognitiva refere-se a uma variedade de ações executivas como prestar atenção, rever, controlar, agendar e identificar erros de desempenho (Brown, Bransford, Campion, & Ferrara, 1983).

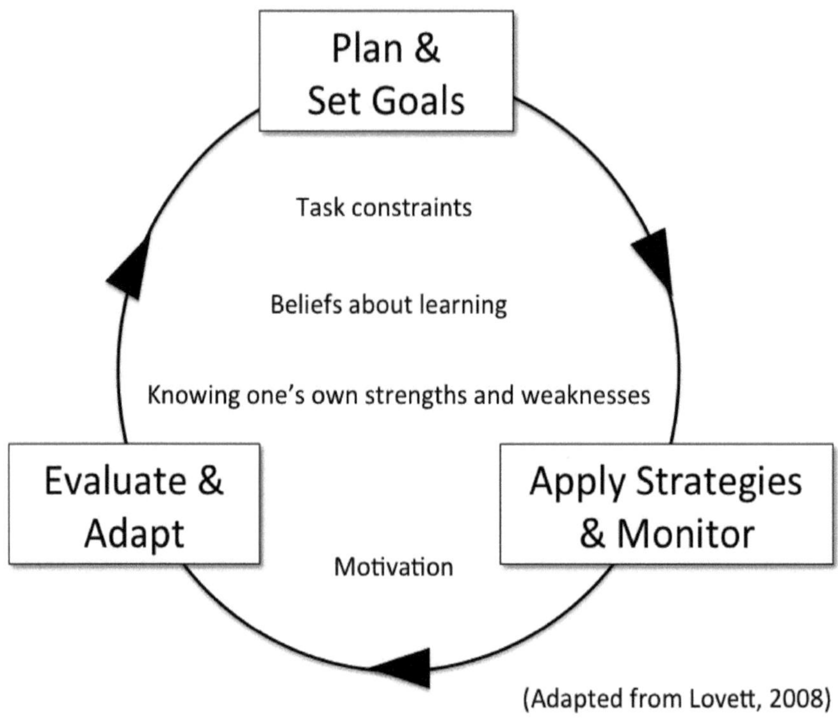

Figura 25. Metacognição

Metacognição e distúrbios emocionais

Uma vez que a revisão do processo de entrada é para a auto-regulação do indivíduo e seu sistema de controle, qualquer imprecisão ou distorção na revisão pode contribuir para o desenvolvimento de disfunções psicológicas. Assim, um distúrbio ou viés no "controle" (por exemplo, a escolha de estratégias específicas e inadequadas para lidar com ele) pode ajudar a causar um distúrbio psicológico. No modelo de Wells and Mitosis, a escolha de estratégias de enfrentamento é um determinante importante para a persistência ou término do sofrimento psicológico. Wells (1995) distinguiu entre três tipos de metacognições e percepção dos processos de ansiedade no transtorno de ansiedade generalizado:

1- Conhecimento Metacognitivo

2- Experiências metacognitivas

3- Estratégias de controlo metacognitivo.

Conhecimento metacognitivo (crenças cognitivas)

Crenças e idéias que as pessoas têm sobre seus conhecimentos (crenças sobre o significado dos pensamentos, tipos de crenças sobre eficiência, memória e controle cognitivo). No campo da desordem emocional, é útil considerar dois tipos de conhecimento metacognitivo (explícito e encoberto). O conhecimento metacognitivo explícito é o conhecimento que é expresso de forma consciente e verbal. Por exemplo, as pessoas com transtorno de ansiedade generalizada acreditam que a preocupação é incontrolável e perigosa, e muitas vezes parece que essas pessoas acreditam que a preocupação pode ser útil (Wells, 1995; Wright et al., 1997).

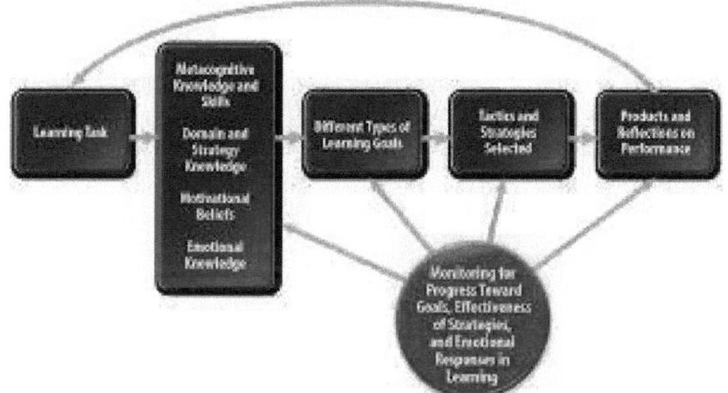

Figura 26. Tornandoo Resumo Explicito:O Papeldo MetacogniçãonoEnsino e na Aprendizagem

A desordem obsessivo-compulsiva acredita que ter uma variedade de pensamentos leva a eventos negativos ou ações indesejadas (Rachman et al., 1995; Emil Kemp Wardma, 1999; Parden & Clark, 1999) e as pessoas deprimidas parecem ter crenças positivas sobre seus pensamentos e obsessões. (Papageorgio e Wells, 2006). Certas crenças metacognitivas estão também associadas a sintomas de transtorno obsessivo-compulsivo (Wales and Papageorgio, 1998). O conhecimento metacognitivo oculto ou implícito geralmente não está disponível para a consciência e não pode ser expresso verbalmente. São regras ou programas que guiam o processamento, tais como o reconhecimento da precisão e recuperação da memória e o uso de princípios e preconceitos no julgamento, considerando este conhecimento como um método ou desenho útil para o processamento. Além disso, os programas metacognitivos podem ser pelo menos tão importantes quanto o conhecimento explícito de desordem emocional.

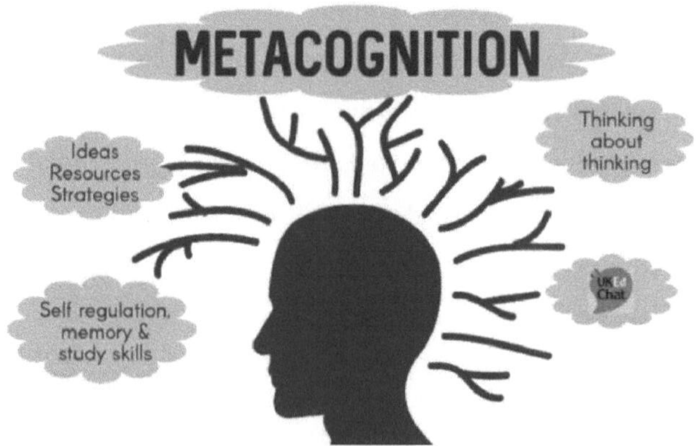

Figura 27. Por que o Metacognição é uma habilidade vital para a vida que todos devem aprender?

Experiências metacognitivas

As experiências metacognitivas incluem avaliações do significado de eventos mentais específicos (por exemplo, pensamentos), emoções metacognitivas e julgamentos sobre o estado de cognição. As avaliações e julgamentos metacognitivos podem ser definidos como interpretações e rotulagens conscientes de experiências cognitivas. São manifestações atuais do uso do conhecimento metacognitivo para avaliar a cognição. As experiências metacognitivas podem estar relacionadas com a desordem emocional. Na verdade, todos os tipos de desordens estão associados a avaliações e julgamentos metacognitivos negativos. Nelson, Krogensky e Test (1998) identificam dois tipos de informação que fornecem uma base para julgamentos metacognitivos: sentimentos ou percepções momentâneas e justificações gerais ou implícitas que são estáveis. Shuraz e Clare (1988, 1983) afirmam que as pessoas usam as emoções como informação para avaliações e julgamentos. Wells and Mitosis (1994) utilizam o conceito de que o sentimento em um distúrbio psicológico fornece informação metacognitiva. Especialmente em um nível implícito, a excitação de escolher programas para o processamento pode ser tendenciosa. Mais especificamente, pacientes com distúrbios emocionais tendem a usar informações baseadas em emoções como um guia para avaliação de ameaças e implementação regular de estratégias de enfrentamento. As emoções mentais podem ser influenciadas por diferentes interpretações e, portanto, o significado das emoções e o seu impacto nas acções. O processamento pode ser influenciado pela mediação de crenças (conhecimento).

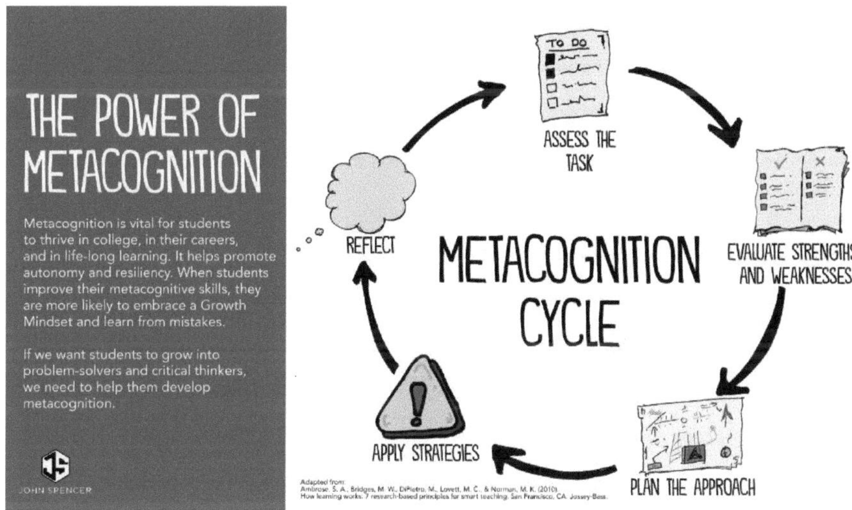

Figura 28. Cinco Maneiras de Aumentar o MetacogniçãonaSala de Aula

Estratégias de controlo metacognitivo

Estratégias de controlo metacognitivo são as respostas que os indivíduos dão para controlar as actividades do seu sistema cognitivo. Estas estratégias podem intensificar ou suprimir estratégias de pensamento e podem levar a um aumento dos processos de revisão. Estratégias de controle muitas vezes envolvem esforços para controlar o fluxo da consciência. Nos distúrbios de ansiedade, onde os eventos mentais são frequentemente interpretados como sinais de falha mental (distúrbios sensoriais, distúrbios de ansiedade generalizada), as pessoas podem ser capazes de suprimir pensamentos específicos ou tentar pensar em formas específicas de prevenir o desastre. Por exemplo, um paciente com pensamentos obsessivos é incomodado por imagens malignas irritantes. Suas crenças metacognitivas são tais que ele acredita que essas imagens são perigosas e podem levar a calamidades e catástrofes. A fim de cuidar de si e de suas famílias, eles se esforçam para controlar suas mentes enquanto rezam. Qualquer falha nesta estratégia está relacionada com a sensação de serem forçados a voltar ao início de suas orações e repetir o processo até que estejam completamente impecáveis. Wells and Mitosis (1994) relacionou perturbação emocional a uma estratégia de controle de ameaças caracterizada por uma precisão consistente com fontes internas e externas de ameaça. Dependendo das estratégias destinadas a corrigir o processamento no distúrbio emocional, as pessoas têm uma variedade de estratégias que podem ser usadas para controlar pensamentos indesejados ou perturbadores.

Excitação, revisão e controle metacognitivo

As emoções representam dados internos que afetam a motivação e o comportamento. Na verdade, a emoção pode ser mais primitiva do que a cognição, e dados empíricos sugerem que a emoção é controlada pelas estruturas subcorticais do cérebro. Evidências sugerem que as emoções podem afetar uma variedade de processos cognitivos, incluindo viés atencional, viés de memória (Wells and Mitosis, 1998), e julgamentos e decisões (Claude e Pruet, 1994). Várias abordagens teóricas enfatizam os efeitos da emoção sobre a cognição e o processamento da informação.

Um equívoco comum é que a excitação está relacionada à ação intermitente. Simon (1967) argumenta que o cumprimento requer revisão para estímulos importantes e substituição dos atuais por novos objetivos após a inibição. Aqui a excitação é gerada como parte do processo de inibição. Em uma linha semelhante, Otley e Johnson-Layde (1987) afirmam que as emoções são geradas por mudanças no sucesso ou fracasso percebido em uma ação planejada. Uma vez gerada a excitação, eles agem como uma forma rudimentar mas rápida de desviar o programa atual que está prestes a ser executado.

A ansiedade, por exemplo, é mantida pela ameaça ao seu objetivo, e desencadeia programas que estão relacionados à conscientização ambiental ou fuga. Outras abordagens à emoção potencial têm enfatizado tais respostas. No modelo de rede de Bauer (1981), as emoções são expressas por nós ou unidades sensatas. Nós emocionais podem ser ativados tanto por entrada externa quanto pela ativação de nós de rede associados à emoção, tais como nós que lembram um evento desagradável. Uma vez ativados, esses nós emocionais afetam o caminho de processamento futuro desses nós, expandindo essa atividade. O efeito geral é que os estados emocionais preparam um processo que combina com a emoção. Os efeitos do humor na cognição, tais como lembretes relacionados ao humor, são justificados pelo modelo de rede. Quando a evacuação ocorre no mesmo estado emocional, o nó emocional relativamente ativa ou prepara o material lembrado, tornando-o assim mais ou menos acessível. Bauer (1992) declarou recentemente que as emoções ativam não apenas conceitos significativos separados, mas também ações baseadas em regras que já foram úteis em situações semelhantes. Williams et al. (1997) distinguiram entre os preconceitos cognitivos associados aos traços de ansiedade e depressão - estados e determinaram sua localização em diferentes estágios de processamento em um modelo de precisão e memória.

Aqui, são discutidos os efeitos pré-acurácia, e a ansiedade traço aumenta a quantidade de análise atribuída ao estímulo. A ansiedade traço e a ansiedade clínica, por outro lado, afetam a alocação das possibilidades subseqüentes. A depressão afeta o processamento somente após a identificação do estímulo (quando os estímulos foram cuidadosamente processados). A depressão afeta o estado de avaliação negativa dos estímulos, enquanto que a depressão depressiva ou clínica facilita a elaboração de conteúdo negativo. Uma característica dessas abordagens teóricas é a noção de que as emoções podem afetar a função de controle e revisão metacognitiva (Wells, 2001).

Modelo metacognitivo de desordem psicológica

O modelo básico da terapia metacognitiva é chamado modelo da função executiva auto-reguladora (S-REF) (Wells and Matthews, 1994, 1996; Wells, 2000), porque é um modelo explicativo dos fatores cognitivos e metacognitivos envolvidos no controle "de cima para baixo" que causam distúrbios emocionais. Neste modelo, os processos cognitivos são distribuídos em três níveis interactivos, que são automáticos e de re-treino (processamento de baixo nível), processamento consciente sob o controlo dos pensamentos e comportamentos (chamado estilo cognitivo), e um conjunto de conhecimentos ou crenças que são metacognitivos por natureza. São armazenados na memória a longo prazo.

Neste modelo, o sistema de ultrassom é diferente de outros sistemas cognitivos convencionais, mas como outros sistemas, ele é distribuído em diferentes níveis de processamento. O subsistema controla o modelo ou representação do processo cognitivo típico atual e o direciona para o objetivo do programa ativado. A premissa básica da terapia metacognitiva é que o distúrbio psicológico está associado à ativação de um estilo de pensamento mal-adaptativo chamado síndrome da atenção cognitiva. Para muitas pessoas, os períodos de emoção e avaliação negativa (como tristeza, ansiedade, raiva, sentimentos de inutilidade) são isolados e transitórios. No entanto, a síndrome cognitivo-sindrómica tem efeitos que predispõem os indivíduos a distúrbios recorrentes e de longa duração. A Síndrome da Atenção Cognitiva envolve um estilo de pensamento repetitivo sob a forma de preocupação ou ruminação centrada em ameaças e comportamentos mal adaptados (como a supressão do pensamento, evitação, uso de substâncias).

Este estilo tem consequências que levam a manter e perpetuar as emoções e a reforçar os pensamentos negativos. Em geral, a síndrome da atenção cognitiva faz com que a pessoa continue a sentir-se ameaçada. A Síndrome da Atenção Cognitiva surge do conhecimento e das crenças, mas o conhecimento e as crenças são metacognitivas na natureza e não se enquadram no domínio das crenças cognitivas comuns sobre si próprio e sobre o mundo. Dois tipos de crenças são muito importantes:

1- crenças positivas sobre a necessidade de se envolver em aspectos da síndrome da atenção cognitiva (por exemplo, se eu me preocupar com meus sintomas, eu não vou ignorar coisas importantes) e

2- Crenças negativas Sobre a incontrolabilidade, perigo ou a importância dos pensamentos e sentimentos (por exemplo, "Eu não tenho controle sobre minha mente", "Ansiedade pode me deixar louco"). Aqui, antes de entrar em mais detalhes, um resumo dos princípios básicos da abordagem metacognitiva é fornecido: Emoções de ansiedade e

1- A tristeza são sintomas internos fundamentais que indicam um descompasso na auto-regulação e uma ameaça ao próprio bem-estar.

2- Estes tipos de emoções têm naturalmente um período limitado, porque a pessoa usa estratégias de enfrentamento para reduzir a ameaça e controlar a cognição.

3- O distúrbio psicológico surge da continuação das respostas emocionais.

4- As respostas emocionais continuam devido ao estilo e às estratégias do pensamento individual. O estilo maladaptativo que é visto em todas as perturbações é chamado de síndrome da atenção cognitiva e inclui preocupação, ruminação, monitorização de ameaças, estratégias de controlo do pensamento maladaptativo e outros comportamentos (como evitar) que impedem a aprendizagem adaptativa.

5- A Síndrome da Atenção Cognitiva é o resultado de crenças metacognitivas incorrectas (conhecimento) que controlam e interpretam os pensamentos e estados emocionais. A Síndrome da Atenção Cognitiva prolonga e intensifica a experiência emocional através de vários mecanismos/percursos bem definidos.

Síndrome de Atenção Cognitiva (CAS)
O padrão de pensamento das pessoas com distúrbios psicológicos é repetitivo e comedouro na natureza, concentrando-se em questões que são difíceis de controlar.

Esta condição é um sinal de síndrome de atenção cognitiva, que se caracteriza por um aumento da auto-atenção. A síndrome de atenção cognitiva envolve um processamento conceitual extremo sob a forma de preocupação e ruminação. Estes processos são longas cadeias de pensamentos, na sua maioria verbais, nos quais se tenta responder à pergunta "e se ...." ou a perguntas sobre o significado dos acontecimentos (como "por que me sinto assim?"). Além deste componente conceitual, a síndrome da atenção cognitiva inclui também a atenção tendenciosa sob a forma de atenção focada em estímulos relacionados a ameaças. Esta condição é chamada de "monitoramento de ameaças" (Wells e Matthews, 1994). Por exemplo, uma pessoa que foi ferida em um assalto descreveu como ele ou ela verificou o ambiente após o incidente para encontrar potenciais perigos.

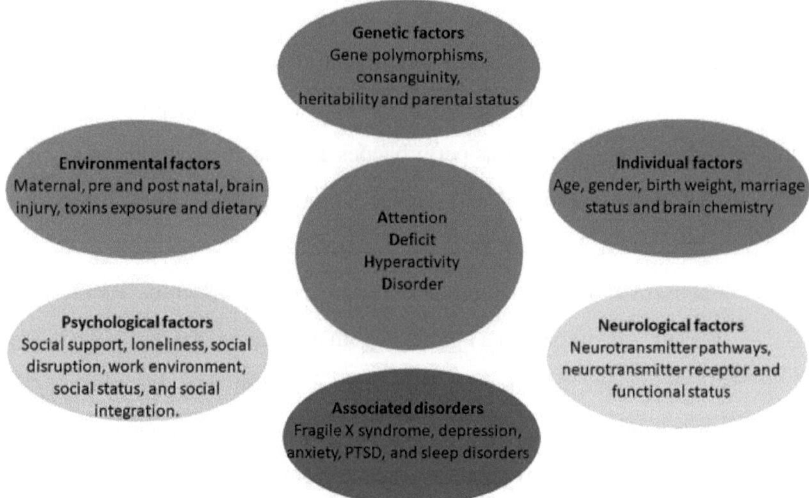

Figura 29. Variações genéticas influenciam as alterações cerebrais em pacientes com hiperactividade de défice de atenção

As crenças metacognitivas negativas também incluem uma diminuição da consciência do processo de ruminação, de modo que a continuação do processo de ruminação faz dele um hábito familiar que tem consequências perigosas limitadas e, como resultado, não se presta atenção a ele. Ao invés disso, considera-se que a depressão é um fator de risco importante. Outros processos também podem reduzir a consciência de uma pessoa sobre a quantidade de ruminação que ela tem, incluindo o monitoramento metacognitivo prejudicado e o controle da atenção, que são efeitos negativos da depressão.

Respostas depressivas, tais como diminuição do comportamento, perda de motivação e alteração dos padrões de pensamento que fazem parte da desordem depressiva, também estão envolvidas na ruminação. Alguns pacientes reduzem suas atividades para ter mais tempo para pensar sobre seu problema, mas essa redução na atividade e incapacidade de lidar com os problemas pode levar a conseqüências sociais que aumentam os pensamentos negativos.

Por exemplo, sentimentos de culpa e inadequação devido à incapacidade de fazer os trabalhos de casa podem agir como motivadores generalizados da ruminação. Quando ocorre um período de depressão, uma pessoa pode ter medo do início de períodos subsequentes, um medo que surge de metacognições negativas (como "minha mente não suporta todo esse estresse") e as crenças da pessoa sobre a necessidade de estar alerta para os primeiros sinais e sintomas da depressão é relevante. Esta condição causa ansiedade sobre a recorrência do distúrbio, o que leva a um estado de ansiedade misturada com depressão. Isso aumenta a sensibilidade da pessoa aos estímulos dos ruminantes e à depressão, de modo que mudanças normais de energia, humor, estresse ou motivação são interpretadas como um sinal de uma recorrência da "depressão".

Modelo metacognitivo de transtorno de ansiedade generalizada

De acordo com este modelo, as pessoas com transtorno de ansiedade generalizada normalmente usam a ansiedade como um meio de prever questões futuras e desenvolver estratégias para lidar com elas. A ansiedade é normalmente activada como uma estratégia de resposta a um pensamento negativo perturbador (por exemplo, o que acontece se eu tiver um acidente?). Este processo não é necessariamente problemático, porque teoricamente, desde que se acredite que a preocupação é útil e previne o perigo, pode-se estar "felizmente preocupado". A preocupação do público com eventos externos e preocupações sociais e de saúde física em resposta a fatores motivadores é chamada de "preocupação tipo 1". Usar a ansiedade como uma estratégia para lidar com ela está relacionado com as crenças metacognitivas positivas sobre a ansiedade que a maioria das pessoas tem em algum grau. Esses tipos de crenças incluem crenças como "a preocupação me ajuda a evitar problemas"; "a preocupação me ajuda a estar preparado para lidar com problemas"; "a preocupação me ajuda a lidar com problemas". No entanto, a ativação de crenças metacognitivas negativas é mais importante na transição para o distúrbio generalizado da ansiedade.

Pervasive Anxiety Disorder ocorre quando crenças negativas sobre a preocupação se tornam ativas em uma pessoa. Dois tipos de crenças negativas são importantes: crenças negativas sobre a incontrolabilidade da ansiedade e crenças negativas sobre as consequências prejudiciais ou perigosas da preocupação. Crenças negativas sobre as consequências de se preocupar incluem a crença de que a preocupação pode levar a consequências físicas adversas (como ataque cardíaco), psicológicas (como colapso mental) ou sociais (como rejeição por outros).

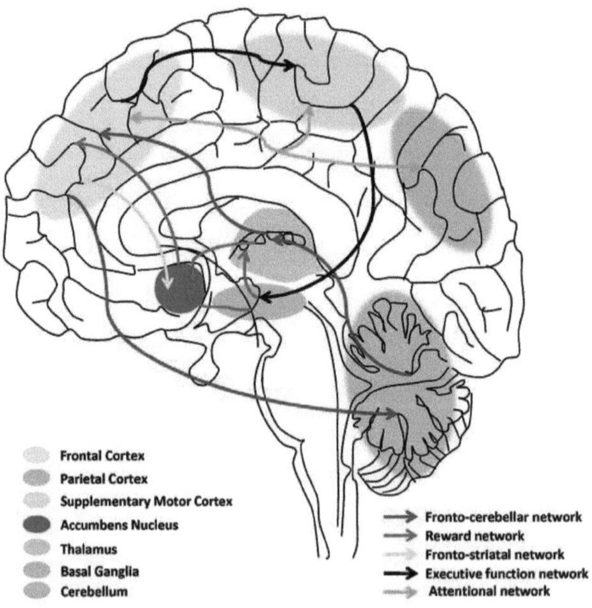

Figura 30. Neurobiologia do Déficit de Atenção,Desordem de Hiperactividade

Quando crenças metacognitivas negativas são ativadas, a pessoa avalia negativamente a ansiedade, ou seja, torna-se ansiosa sobre a ansiedade, o que por sua vez aumenta a ansiedade e os sentimentos de incapacidade de lidar com ela. A preocupação com a preocupação é um exemplo de avaliação metacognitiva (interpretação do processo do pensamento). Este processo é chamado de "transgressão" ou "ansiedade tipo 2" (Wells, 1994), que se refere à avaliação negativa da ansiedade e dos sintomas relacionados. Exemplos de ansiedade incluem "perder o controle", "estou ficando louco", "posso machucar meu corpo". Os sintomas de ansiedade são frequentemente interpretados como sinais dos efeitos nocivos e perigosos da ansiedade que reforçam as crenças negativas e aumentam os níveis de ansiedade imediatamente. Quando estes tipos de interpretações se relacionam com a ocorrência de uma catástrofe iminente, como um ataque cardíaco ou perda do controle da mente, também pode ocorrer um ataque de pânico. A ansiedade do tipo 2 (ansiedade) leva a dois outros factores que se perpetuam Tornam-se difíceis. Estes factores são identificados no modelo metacognitivo como respostas comportamentais e estratégias de controlo do pensamento. A principal razão para isso é simplificar o processo de preparação e familiarizar o paciente com o modelo. Mais especificamente, a dinâmica intrigante das estratégias de controle do pensamento do paciente intensifica o processo de examinar cuidadosamente as conseqüências da ansiedade. Comportamentos de coping incluem tranquilidade, evitar (embora muitas vezes subtilmente), recuperação de informação (por exemplo, busca na Internet), distração, uso de álcool, e assim por diante. Estes comportamentos perpetuam avaliações negativas e crenças sobre a preocupação, porque perturbam o processo de auto-governo, deixando o controlo para factores externos. Outro processo no modelo metacognitivo de ansiedade é o uso de estratégias de controle do pensamento. O uso inútil de estratégias de controle do pensamento muitas vezes envolve a supressão e supressão dos motivadores da ansiedade e a incapacidade de abandonar o processo de ansiedade quando ele é ativado. Supressão refere-se a tentar não pensar em pensamentos que possam ser motivo de preocupação. Assim, por exemplo, alguém que está actualmente preocupado com o seu desempenho profissional está a tentar suprimir todos os pensamentos relacionados com o trabalho que lhe vêm à mente quando está longe daquele ambiente. Infelizmente, a supressão não é totalmente eficaz, e o fracasso pode reforçar as crenças de uma pessoa sobre a perda de controle ou aumentar a importância dos estímulos negativos do pensamento. O segundo processo importante é a incapacidade do indivíduo de não se envolver no processo de preocupação quando ele é ativado. Esta incapacidade manifesta-se no pensamento constante sobre a preocupação, a fim de lidar com ela ou de tentar tranquilizar-se através da auto-conferência. Esta é uma actividade conceptual contínua em que o paciente é incapaz de parar o processo de lidar constantemente com ela.

Diabetes Gestacional

A diabetes gestacional pode estar presente antes da gravidez, mas é diagnosticada pela primeira vez durante a mesma. Infelizmente, se não for tratada, pode aumentar o risco de desenvolver diabetes tipo 2 em mulheres grávidas durante os próximos 15 a 20 anos. Se a diabetes gestacional não for bem controlada, também pode expor o bebê à doença, e tanto a mãe quanto o bebê experimentarão efeitos colaterais durante a gravidez e após o parto. A diabetes gestacional ocorre quando as hormonas glicémicas são reguladas pelo açúcar. O sangue do corpo interfere. Este problema é geralmente difícil de diagnosticar devido aos sintomas, pois estão tão próximos dos problemas comuns da gravidez. É por isso que os testes para a diabetes gestacional são tão importantes. Neste teste, uma mulher grávida recebe um líquido doce para ver como o seu corpo reage ao açúcar. Mas existem alguns sintomas que você deve contactar o seu médico se os experimentar em conjunto. Um desses sintomas é a visão turva. Quando a glicemia está alta, o conteúdo de água na estrutura dos olhos é afetado e a concentração se torna difícil. Se o açúcar no sangue estiver sempre elevado ou se tiver problemas crónicos de visão após comer uma refeição relativamente grande, o açúcar no sangue deve voltar ao normal assim que o seu rendimento controlar. Sentir sede durante a gravidez é normal. Você precisa de água para aumentar o volume de sangue e ajudar os seus rins a expelir o excesso de líquido, mas especialistas dizem que o aumento da sede é uma das principais causas de diabetes, incluindo a diabetes gestacional. Quando o açúcar no sangue está alto, o corpo retira água das células para diluir o açúcar no sangue. O açúcar elevado no sangue também afecta os rins e impede-os de reabsorver a água.

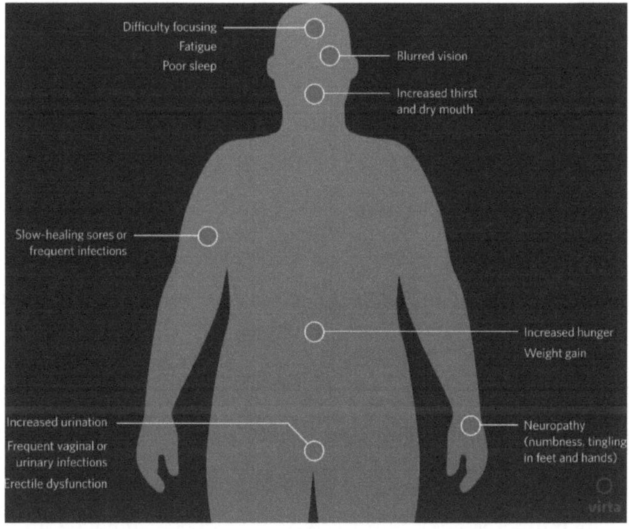

Figura 31. Quais são os sintomas da Diabetes Tipo 2?

Certifique-se de beber água suficiente para que o seu corpo não fique desidratado. As mulheres grávidas vão mais vezes à casa de banho devido ao aumento do fluxo sanguíneo, o que aumenta a produção de urina (também coloca pressão na bexiga), mas as mulheres com diabetes gestacional têm mais razões para ir à casa de banho. Quando os rins têm problemas com o nível elevado de açúcar no sangue, têm de trabalhar mais para produzir mais urina. À medida que o açúcar no sangue aumenta, também afecta a urina e provoca ciclos viciosos: mais urina, desidratação e consumo excessivo de álcool. Segundo as pesquisas, mais de 74% das mulheres sofrem de náuseas e vômitos devido ao aumento de certas hormonas. Isto pode ser um sinal de diabetes gestacional. O açúcar acumula-se no sangue e as células não podem usá-lo como combustível por causa de uma toxina chamada cetonas. Eventualmente, esta condição pode causar náuseas ou vómitos na mulher grávida. Então, como diferenciamos entre náuseas e vómitos normais e diabéticos? Você deve se preocupar se a náusea e o vômito continuam após o primeiro trimestre de gravidez.

A relação entre o peso e a diabetes gestacional é enganosa. De acordo com a maioria dos estudos, as mulheres com diabetes gestacional apresentavam excesso de peso ou eram obesas antes da gravidez. Você deve estar com um peso saudável antes da gravidez e você não deve ganhar muito peso durante a gravidez. Em qualquer caso, a perda de peso não é mais aceitável e não deve acontecer. Perder peso durante qualquer período da gravidez é perigoso e você deve informar o seu médico. Na diabetes, quando as células não podem usar açúcar como combustível, o organismo trata esta falta de energia como se fosse fome e estimula o apetite. Isto cria um ciclo vicioso. Todo o alimento que entra no corpo não pode ser usado corretamente e é excretado na urina, resultando em perda de peso. Pesquisas também mostraram que mulheres obesas que perderam peso devido à diabetes gestacional têm bebês maiores. Estas mulheres são mais propensas a dar à luz prematuramente.

 Pesquisas mostraram que pessoas com diabetes correm maior risco de infecção. A gravidez coloca as mulheres em maior risco de infecções vaginais e do trato urinário. Se você tem diabetes gestacional, esse risco aumenta. Bactérias e fungos se alimentam de glicose, portanto, quanto mais alto o açúcar no sangue, mais eles crescem. O açúcar elevado no sangue também perturba o sistema imunológico e reduz a sua eficácia no combate à infecção.

A causa mais perigosa da diabetes é o excesso de peso; mas nem toda a gordura corporal é distribuída uniformemente. O risco de desenvolver diabetes é alto quando a gordura corporal é armazenada ao redor do abdômen. Pessoas com uma circunferência da cintura superior a 88 ou 90 cm, mães com mais de 35 anos, mulheres cujo bebé anterior pesava mais de 4 kg, famílias com história de parentes com deficiências de primeiro grau, e pessoas com história de diabetes gestacional nas suas experiências anteriores são mais prováveis.

Eles estão em risco de contrair diabetes gestacional. Algumas mulheres grávidas sentem náuseas e às vezes até mesmo vômitos após a ingestão de solução glicosada. Se você fizer um teste de teste de glicose, comer algo algumas horas antes do teste de triagem pode ajudar. Se você sentir náuseas logo após beber a solução, você deve voltar e repetir o teste em outro dia. A náusea é mais comum durante um teste de tolerância à glicose de três horas. Como a solução usada para este teste pode ser duas vezes mais doce ou duas vezes mais líquida do que a solução usada no teste de triagem, você deve bebê-la com o estômago vazio.

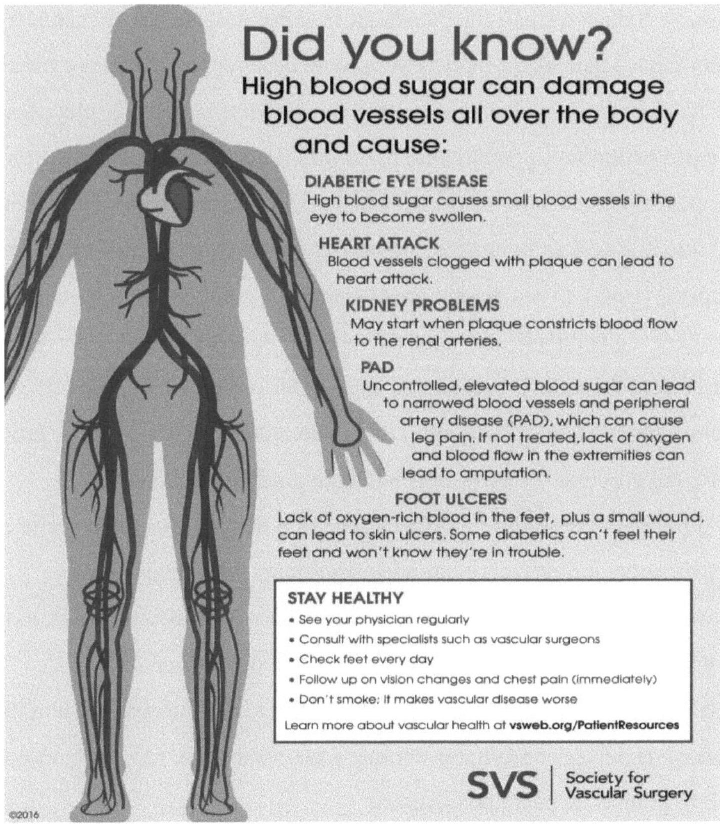

Figura 32. Seis Complicações Vasculares Relacionadas ao Diabetes

Complicações da Diabetes Gestacional

O aumento de peso ao nascimento, natimorto nas últimas 4 semanas, parto prematuro e síndrome respiratória infantil, baixo nível de açúcar no sangue ao nascimento e a possibilidade de convulsões são alguns dos efeitos secundários da diabetes gestacional que afectam o feto. As crianças destas mães são mais propensas à obesidade e ao diabetes tipo 2 no futuro. O nível elevado de açúcar no sangue em mulheres grávidas não diabéticas aumenta o risco de insuficiência cardíaca nos seus bebés. Especialistas descobriram que as mulheres que não têm diabetes antes ou durante a gravidez têm um risco oito por cento maior de dar à luz um bebé com insuficiência cardíaca nas fases iniciais da gravidez.

Além disso, se a diabetes não for tratada na fase pré-gestacional, aumenta o risco de aborto, anomalias fetais, nado-morto e o risco de desenvolver diabetes e obesidade na infância e na vida adulta. O diabetes gestacional aumenta o risco de infecções do trato urinário, parto prematuro, pressão alta, parto difícil e infecções uterinas. Se você tem diabetes gestacional, consulte um nutricionista para preparar uma dieta especial para você. Durante a gravidez, o aumento de peso deve ser proporcional ao seu índice de massa corporal (IMC). O seu médico irá avaliar a sua condição com base na sua altura e peso e sugerir a quantidade adequada de aumento de peso durante a gravidez e dieta. A melhor dieta é uma dieta equilibrada que inclui proteínas, hidratos de carbono e vegetais em cada refeição. As seguintes dicas vão ajudá-la a resolver este problema:

1- Corte em gorduras e óleos (especialmente gorduras saturadas).

2- As gorduras insaturadas de origem vegetal e de peixe, como o azeite de oliva, óleo de nozes e óleo de abacate são as gorduras mais saudáveis.

3- Tente consumir mais ácidos gordos ómega 3 porque são muito eficazes no alívio da inflamação e na ajuda à saúde do cérebro e do coração.

4- O salmão e o atum são boas fontes de ácidos gordos ómega-3. Naturalmente, o número de peixes consumidos durante a gravidez varia, não se deve comer mais de 340 gramas de peixe por semana.

5- Em vez de fritar a comida, grelhá-la, cozinhá-la ou fritá-la num pouco de óleo quente.

6- Tente comer alimentos cozidos.

7- Evite ao máximo os alimentos fritos e rápidos, os alimentos salgados e os enlatados.

8- Corte em açúcar, arroz, massas, doces, bolos, chocolate e refrigerantes.

9- Use sucos naturais e saudáveis em seu lugar.

10- Use legumes e frutas frescas. A maioria dos vegetais tem baixo teor de carboidratos e açúcar. Portanto, se você pode escolher dois vegetais com sua refeição principal. Você também pode usar alimentos misturados com vegetais, como o aipo.

11- O grão-de-bico ou legumes de folhas são boas alternativas ao milho.

12- Ao invés de pão branco e lavash, coma pães integrais ou grãos inteiros, cereais de alta fibra e baixo teor de açúcar no café da manhã.

13- Ponha cevada e pão de cevada na sua cesta de comida diária. Aveia picada com uma lâmina ou papa de aveia também é útil.

14- Use menos molho ao comer saladas. Use azeite para saladas, legumes cozidos e pratos de massa.

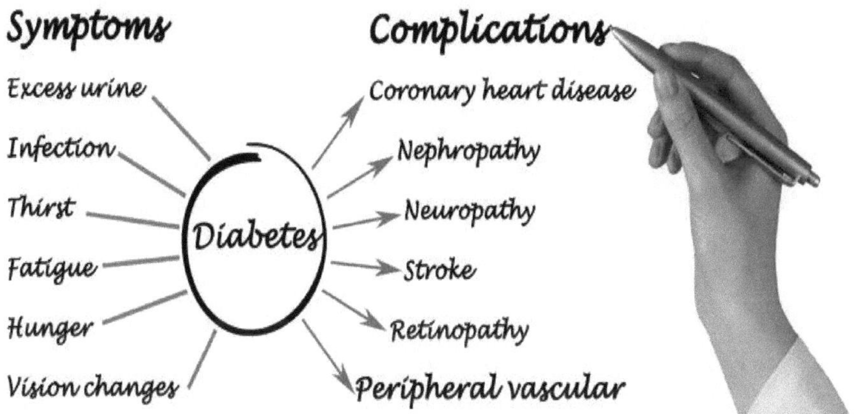

Figura 33. Progressão e Possíveis Complicações do Diabetes Mellitus (DM)

Como é tratada a diabetes gestacional?

Os planos de tratamento da diabetes gestacional dependem do nível de açúcar no sangue durante o dia. Na maioria dos casos, o seu médico recomendará um teste de açúcar no sangue antes e depois das refeições e controlará a sua doença através de uma alimentação saudável e de exercício. Se necessário, são adicionadas injecções de insulina ao plano de tratamento. Se o seu médico determinar que você precisa monitorar os níveis de açúcar no sangue, ele também recomendará ferramentas especiais para medir a glicose. Eles prescrevem injeções de insulina até o nascimento do bebê.

Efeitos secundários da diabetes gestacional

Se a diabetes gestacional não for bem controlada, os níveis de açúcar no sangue aumentam durante a gravidez e, como resultado, afectam a saúde do bebé e o bebé sofre dos seguintes problemas: Elevado peso Problemas respiratórios Baixo nível de açúcar no sangue Displasia do ombro Alto risco de desenvolver diabetes no futuro Por este motivo, a diabetes gestacional deve ser controlada com a ajuda de planos de tratamento médico.

É impossível prevenir a diabetes gestacional, mas hábitos saudáveis impedem o progresso da doença. Se você está grávida e tem um dos fatores de risco para o diabetes gestacional, tente comer alimentos saudáveis e fazer exercícios. Mesmo atividades pequenas, como caminhar, são eficazes. Se você decidir engravidar mas estiver acima do peso, emagreça primeiro com a ajuda do seu médico. Perder mesmo uma pequena quantidade de peso reduz seu risco de desenvolver o diabetes do gestational.

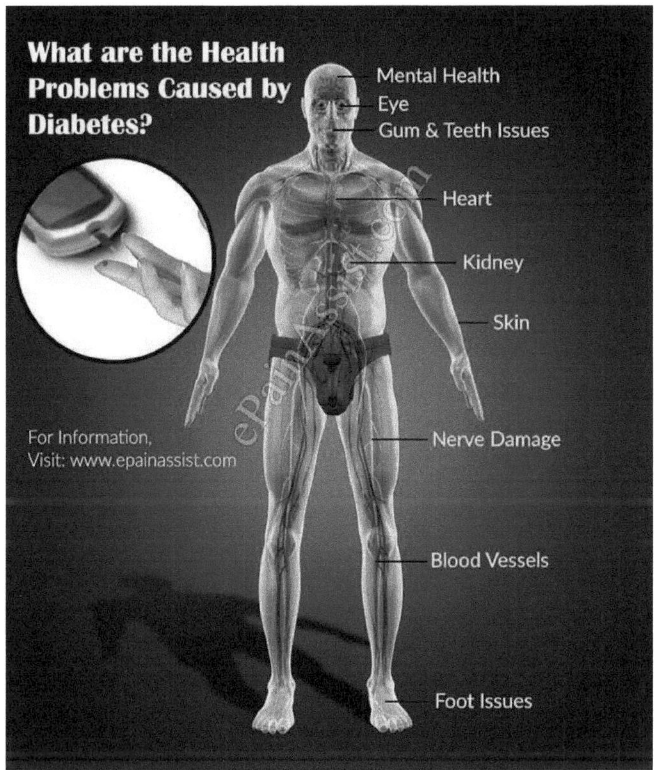

Figura 34. Consequências da Diabetes: Problemas de Saúde Causados pelo Diabetes

Diabetes e problemas de pele causados pela diabetes

A diabetes pode afectar qualquer parte do corpo, mesmo a pele. Muitas pessoas com diabetes desenvolvem problemas de pele, e em alguns casos os problemas de pele podem ser o primeiro sinal de que uma pessoa tem diabetes. Estes problemas de pele podem incluir infecções bacterianas, infecções fúngicas e prurido. Entretanto, os povos com diabetes serão mais propensos a estas circunstâncias. Nesta seção da saúde úmida, nós indicaremos algumas condições de pele ruins devido ao diabetes para que você esteja mais ciente disto. Complicações sérias do diabetes na pele da cara e do corpo.

Acanthosis nigricans

Nesta condição, a pele das pessoas torna-se espessa e escura e a maior parte da escuridão aumenta com o tempo e estas características podem ser encontradas em áreas como ao redor do pescoço, axilas e virilhas. Essas áreas escuras também podem ser encontradas nas mãos, cotovelos e joelhos. A acantose nigricans também pode ser causada por certos outros medicamentos, mas é mais comum em pessoas com diabetes.

Reacções alérgicas

A reação alérgica do corpo a alimentos, picadas de insetos e medicamentos pode causar vermelhidão, coceira ou bolhas, e se você acha que pode ser alérgico a um determinado medicamento, é melhor consultar um especialista, e às vezes essas alergias cutâneas podem ir onde uma pessoa tem que ir para o pronto-socorro. Esta posição é mais comum em pessoas com diabetes, que geralmente é devido a injeções de insulina.

Aterosclerose

Nesta doença, as paredes dos vasos sanguíneos tornam-se espessas e, como resultado, a passagem do sangue será reduzida. Normalmente, as artérias ao redor do coração têm esse problema, e essas artérias não fornecem oxigênio suficiente aos órgãos do corpo devido à falta de movimento do sangue, e como resultado, a pessoa experimenta problemas como queda de cabelo, cabelo fraco e fino, unhas quebradiças e sem cor. A pele fria é também um dos sintomas desta doença.

Infecções bacterianas

Existem diferentes tipos de infecções bacterianas que afectam a pele de uma pessoa, e estas infecções também podem ocorrer à volta das pálpebras, e por vezes também afectam os folículos pilosos, e também se pode ver o efeito destas infecções nas unhas. . Em geral, os sintomas destas infecções incluem febre, vermelhidão, inchaço e dor, e a maioria das infecções bacterianas podem ser tratadas com antibióticos. Em casos raros, a diabetes pode causar bolhas na pele, que normalmente se encontram nos dedos, mãos, dedos dos pés, pernas e braços, e as bolhas diabéticas são normalmente indolor e desaparecem por si mesmas.

Dermatopatia diabética

A diabetes pode afectar os vasos sanguíneos do corpo e as alterações nos vasos sanguíneos devido à diabetes são chamadas dermatopatia diabética, em que lesões como as escamas vermelhas ou castanhas claras aparecem na pele e o tratamento da dermatopatia muitas vezes não é necessário.

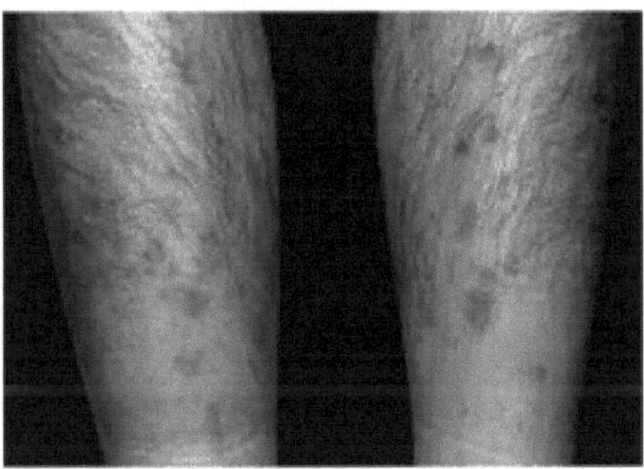

Figura 35. Manifestações cutâneas da Diabetes Mellitus

Esclerose digital

A palavra digital refere-se aos dedos das mãos e dos pés, e a esclerose também significa dureza. Nesta condição, a pele destas partes torna-se espessa, pegajosa e demasiado apertada, e também pode ocorrer rigidez da articulação dos dedos.

Granuloma anular subcutâneo

A doença causa lesões cutâneas em forma de anel na pele que são frequentemente de cor vermelha ou castanha e são frequentemente tratadas com medicamentos esteróides, como a hidrocortisona.

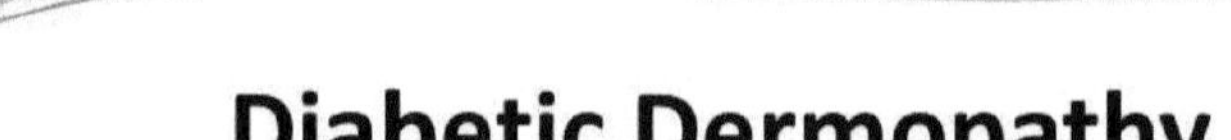

Diabetic Dermopathy

- Also known as shin spots, most common cutaneous finding in diabetics (approximately 50% of diabetics).
- Round to oval atrophic hyperpigmented lesions on the pretibial areas of the lower extremities. Early lesions usually raised, then flatten. Brownish hyperpigmentation due to hemosiderin deposits.
- Occur bilateral with asymmetrical distribution.

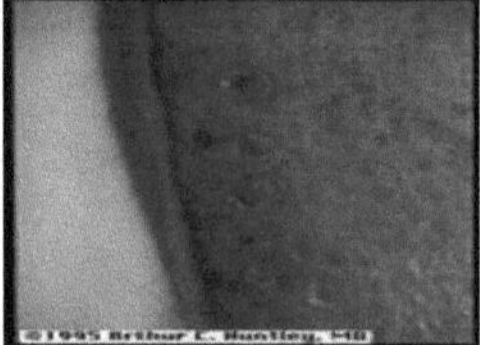
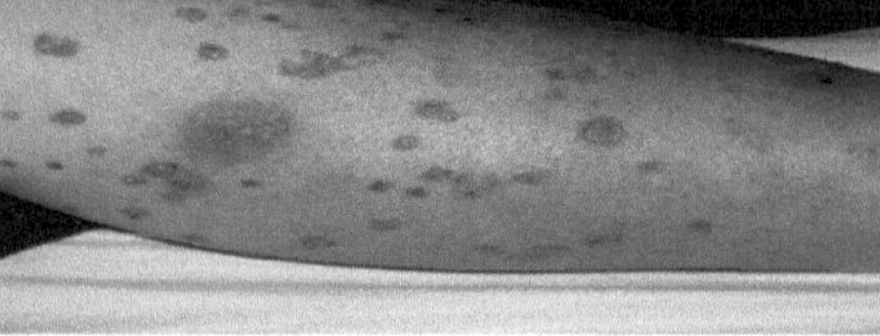

Figura 36. Manifestações Dermatológicas em Diabéticos

Xantoma extensivo

Ocorre em pessoas cujos níveis de glucose no sangue estão fora de controlo e cujos triglicéridos estão a aumentar rapidamente, fazendo com que a pele fique amarela e fique demasiado apertada. Estas lesões proeminentes podem ser encontradas nas pernas, braços e nádegas.

Infecções fúngicas

As infecções fúngicas são comuns entre pessoas com diabetes, e estes fungos causam comichão e pele vermelha. Você também pode experimentar bolhas em torno destes. O tratamento para uma infecção fúngica é manter a área seca e usar uma combinação de medicamentos esteróides e antifúngicos.

1-Diabetic Dermopathy or "Shin Spots"

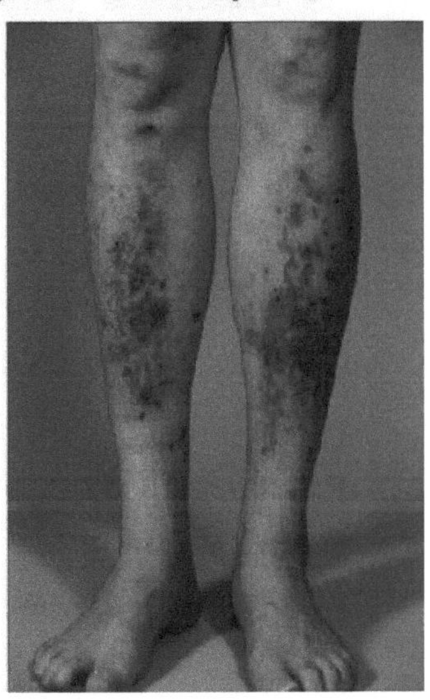

- Most common cutaneous manifestation of diabetes; M > F, males over age 50 years with long standing diabetes

- Possibly related to diabetic neuropathy and vasculopathy

- There are bilateral asymptomatic red-brown atrophic macules on shins

- There is no effective treatment

Figura 37. Manifestação Cutânea da Doença Sistémica peloDr.Eman

Amputação e diabetes

As complicações da diabetes incluem danos aos nervos e mau fluxo sanguíneo; estes problemas causam danos nos pés e agravam-se rapidamente devido a lesões cutâneas. A boa notícia é que a gestão adequada do diabetes e dos cuidados com os pés pode prevenir estes tipos de feridas. De facto, o progresso e a melhoria dos cuidados diabéticos tem sido a principal razão para a redução das amputações dos membros inferiores em pacientes diabéticos em até 50% nos últimos 20 anos.

Quando as úlceras nos pés se desenvolvem, é importante procurar tratamento imediatamente. Mais de 50% das amputações começam com uma ferida no pé porque a ferida que não cicatriza causa danos graves nos tecidos e ossos e pode necessitar de remoção cirúrgica (amputação). A melhor estratégia para prevenir as complicações da diabetes - que inclui as úlceras do pé - é ter um plano de gestão da diabetes com uma dieta saudável, exercício diário, controlo do açúcar no sangue e aderência a um plano de medicação. Um cuidado adequado dos pés ajuda a prevenir problemas nos pés e dá-lhe a garantia de que será capaz de obter atenção médica rapidamente se ocorrer um problema. Aqui estão algumas dicas para cuidar de seus pés. Examine os seus pés diariamente. Examine os seus pés diariamente em busca de bolhas, cortes, rachaduras, vermelhidão, feridas, sensibilidade e inchaço.

Se suas mãos não alcançarem os pés, use um espelho de mão para ver as plantas dos pés; se não puder segurar o espelho, coloque-o no chão ou obtenha ajuda de um ente querido.

1- Lave seus pés todos os dias.

2- Lave os pés em água morna (não quente) todos os dias, seque-os suavemente, especialmente entre os dedos dos pés.

3- Pegue numa pedra do pé e esfregue-a suavemente na pele do pé, especialmente nas áreas que são propensas a calosidades.

4- Não remova você mesmo calos e outras lesões cutâneas.

5- Não utilize unhas, corta-unhas ou tesouras para remover calos, calos e verrugas para evitar danos na pele.

6- Evite o uso de soluções químicas para remover calos.

7- Consulte o seu médico ou especialista em pés para remover qualquer um destes problemas de pele. Apare cuidadosamente as unhas dos pés.

8- Apare as unhas em linha recta e alise cuidadosamente os cantos afiados com uma lima de unhas. Se você não conseguir aparar as unhas você mesmo, peça ajuda.

9- Não ande descalço.

10- Para evitar ferimentos nos pés, não ande descalço, mesmo em volta da casa.

11- Usa meias limpas e secas.

12- Use meias feitas de algodão ou fibras acrílicas especiais para evitar que os seus pés transpirem - não use nylon de todo.

13- Não use meias com roscas e fios apertados, pois reduzem o fluxo sanguíneo.

14- Use meias que não tenham costuras para evitar irritação da pele.

15- Compre sapatos do tamanho dos seus pés.

16- Compre sapatos confortáveis que tenham almofadas para saltos, arcos e dedos dos pés.

17- Evite sapatos apertados, saltos altos e estreitos que mudam a forma dos dedos
dos pés.

18- Se o tamanho dos seus pés for diferente, compre sapatos de tamanho maior. Seu
médico pode prescrever sapatos médicos feitos sob medida para você.

19- Não fume.

20- O fumo danifica a corrente sanguínea e reduz a quantidade de oxigénio no
sangue; estes problemas circulatórios podem agravar a ferida e retardar a
cicatrização. Fale com o seu médico se precisar de ajuda para deixar de fumar.

21- Tenha uma consulta regular com o seu pediatra.

22- O seu médico ou especialista em pés pode diagnosticar quaisquer sinais de
danos nos nervos, mau fluxo sanguíneo, ou outros problemas nos pés antes de
piorar.

23- Consulte o seu médico pelo menos uma vez por ano (ou mais, dependendo do
seu médico) para verificar o estado do seu pé.

24- O tratamento das úlceras dos pés varia muito, dependendo da sua gravidade.
Em geral, o tratamento envolve métodos que tentam remover o tecido morto
(desbridamento), manter a ferida limpa e acelerar a cicatrização.

25- As feridas precisam ser examinadas pelo menos uma vez a cada 1 ou 4 semanas.

26- A amputação pode ser a única solução se o paciente se encontrar numa fase em
que grande parte do tecido tenha sido destruído ou a ferida esteja a ameaçar a
vida do paciente.

Qual é a relação entre a diabetes e o coração?

AVC silencioso; Este é um termo usado pelos médicos para infarto do miocárdio em
diabéticos. O enfarte do miocárdio é uma das complicações do diabetes O diabetes é
um importante fator de risco para doença coronariana. O coração de uma pessoa
diabética é um coração vulnerável e, na verdade, uma tigela rachada que pode quebrar
a qualquer momento. Mesmo assim, a causa mais comum de morte em pacientes com
diabetes é o infarto do miocárdio. Tanto a idade como a hipertensão arterial tornam o
coração mais vulnerável.

A aterosclerose é o resultado destes dois factores e também causa tensão arterial elevada. A aterosclerose é uma complicação importante da diabetes. Os ataques cardíacos, por sua vez, exacerbam a diabetes e criam um círculo vicioso entre a diabetes e o ataque cardíaco. Existe diferença entre um ataque cardíaco num diabético e num não diabético? Sim. O enfarte do miocárdio é um tipo silencioso de dor em pacientes com diabetes.

Ele morre, então aqueles ao redor do paciente pensam que seu coração é saudável e ele morreu por outra razão! Portanto, deve-se concluir que sempre que encontrarmos um paciente com diabetes, não devemos esperar por uma dor cardíaca grave para diagnosticar um infarto do miocárdio, mas devemos sempre verificar os corações desses pacientes de forma regular e periódica e dar os avisos necessários. O acidente deve ser tratado antes de ocorrer. Um diabético tipo 2 está sempre em risco de sofrer um ataque cardíaco sem dor. Basicamente, o fenómeno da dor é um bom fenómeno! Porque a dor faz com que o paciente perceba a sua doença.

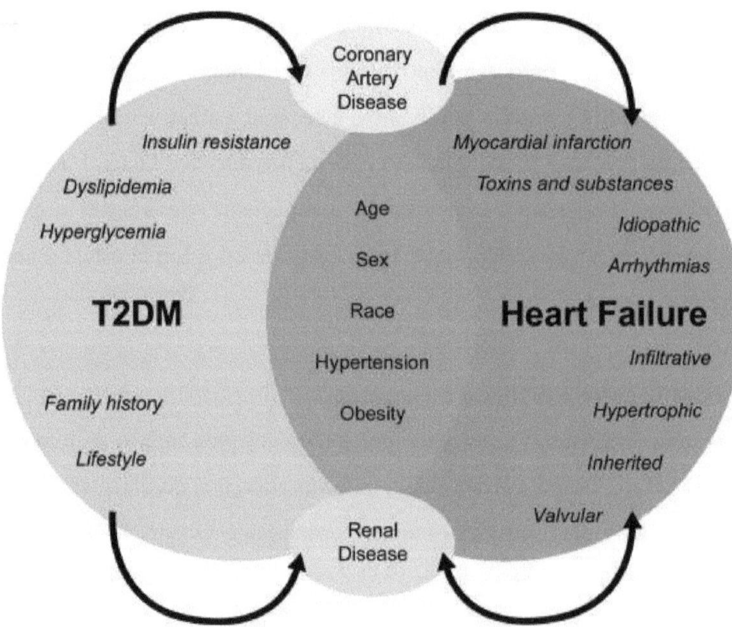

Figura 38. Insuficiência Cardíaca e Diabetes Mellitus: Definindo o Problema e Explorando a Inter-relação

A dor é uma bênção, não uma calamidade! Claro que isto não significa que tenhamos de sofrer constantemente! Significa que a dor é como um cão de guarda e nos informa Além disso, os idosos são geralmente fracos em termos de dor ou febre e outras reações, e mais fracos em diabetes. Porque é que um paciente diabético não sente bem ou pouco a dor? A causa deste paradoxo é o envolvimento dos nervos autonómicos do coração.

Que estratégias você recomenda para prevenir essas complicações cardíacas?
Os factores de risco devem ser eliminados. Os factores de risco incluem: obesidade, tabagismo, hipertensão, aumento de gordura má, inactividade. A paz de espírito e a prevenção da ansiedade e do stress também desempenham um papel importante. O controle preciso do açúcar no sangue, que está fora de questão, e um paciente com diabetes, deve sempre monitorar seu açúcar no sangue, caso contrário, a face áspera da doença aparecerá. Face áspera da diabetes significa cegueira, face áspera significa impotência irreversível. Rough face of diabetes significa máquina de diálise e insuficiência renal crónica. Mais de 200 milhões de pessoas em todo o mundo têm diabetes, e em 2025 esse número pode exceder os 400 milhões.
Será que todas as pessoas com diabetes têm um ataque cardíaco ou ficam cegas?! Não. A maioria das pessoas com diabetes tem uma vida normal e leva uma vida normal. Essas pessoas são pessoas regulares e disciplinadas. Elas controlam o açúcar no sangue. Eles tomam os seus medicamentos. Fazem um exame oftalmológico pelo menos uma vez por ano. Eles mantêm um peso saudável e não ganham peso. Eles não negligenciam o exercício e a caminhada. Controlam a pressão sanguínea regularmente. Eles não fumam. Evitam má nutrição e, finalmente, não ficam gananciosos e evitam o stress. Eles fazem e, portanto, levam uma vida normal e desfrutam dos dons da vida como os outros. Esta é a face gentil e aceitável da diabetes.

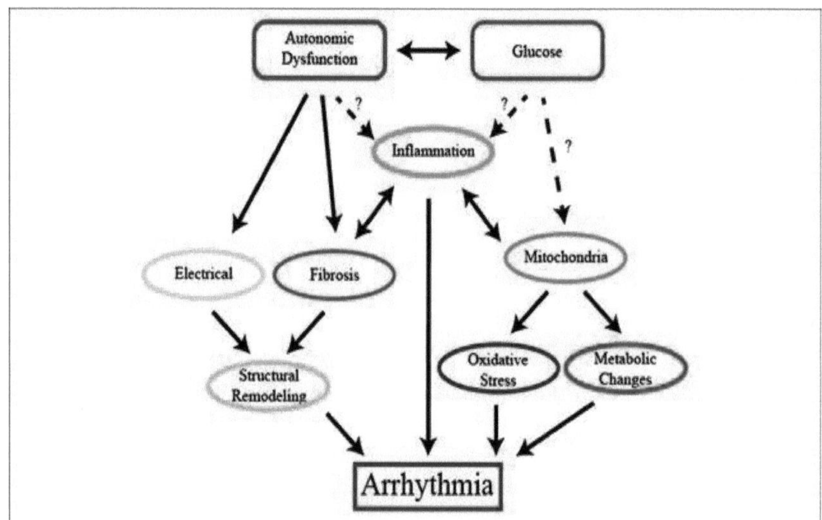

Figura 39. A complexa relação entre a diabetes e as arritmias cardíacas.

Os potenciais contribuintes para a indução de arritmias cardíacas, incluindo hipoglicemia, hiperglicemia ou flutuações da glicose e disfunção autonômica, ativam múltiplos mecanismos para contribuir para o desenvolvimento das arritmias cardíacas. A remodelação estrutural incluindo alterações na condução elétrica do coração e fibrose promovem e potencializam a progressão da doença. A disfunção mitocondrial leva a mudanças na função e metabolismo cardiomiocitário e contribui para a progressão da doença através do estresse oxidativo. A inflamação está presente e pode surgir como resultado do estresse oxidativo e de mudanças estruturais.

Referências

1. Site da Internet: Especialidades médico-cirúrgicas "Problemas do pé diabético" 2003/02/02

2. Site Internet: www.About Diabetes.com

3. Site da Internet: "Diabetes e problemas nos pés" 2003/09/07. www.Pbc-online.com

4. Levin M.O., Neat L., o pé de diabetes. 5ª ed. St. Louis. Mosby year book. PP 17-56, 1993.

5. Kahn R, Weir G.G.Joslin, diabetes mellitus. 13ª edição. Pennsylvania. Lea e Febiger, 1994.

6. Ardakani, M.M. Diabetes e Dermatologia (Tese), Universidade de Ciências Médicas de Teerão, 1993.

7. Avião e diabetes e seu patógeno (dissertação), Faculdade de Medicina, Farmácia, Odontologia, Universidade de Teerã, 1328.

8. Azizi, Fereydoun et al., Endocrine Diseases, Second Edition, University Publishing Center, 1991.

9. Koh K.T., Goh L. Glan S.L., Fong N.P e et al. Conhecimento e preocupações de pacientes recém-diagnosticados de NIDDM em singapura. Pesquisa e prática clínica em diabetes. 12: 11-18, 1991.

10. Capto G.M, et al. Assessment and management of foot disease in patients with diabetes the New England Journal of medicine, 331: 854-860, 1994.

11. Basics of Internal Medicine in Sicily, traduzido por professores das Universidades de Teerã, Irã e Shahid Beheshti de Ciências Médicas, 891-864.

12. David wahlbr (g). A Revista Atlanta - constituição.03 / 07/2005.

13. Site da Internet: www.Foot Problems.com.

14. Marble A, Krall L.P, Bradley R.F. Joslin's diabetes mellitus, 12ª edição. Philadelphia. Lea e diaebiger. PP 716-742, 1985.

15. Levin M, O'Neal L. O pé diabético 5ª ed. Livro do ano Mosbey. PP 17-56, 1993.

16. Unger R.H., Foster D.W.Diabetes Mellitus em: Williams livro de texto de endocrinologia (Wilson J.D, foster D.W) W.B.Saunders. PP 1294-1295, 1992.

17. Keith R. Edwards.Novo Tratado de Neuropatia Diabética .Março 1999 Vol6. No3.

18. Site da Internet: www.Diabetic Foot Disease.com

19. Boulton A.J. O pé diabético: uma visão global. Diabetes Metab Res Rev 2000; 16 (suppl 1): S 2-5.

20. Frykberg R.G.Diabetic Foot Ulcers: conceitos actuais. J Foot Ankle Surg 1998; 37: 440-6.

21. Associação Americana de Diabetes. Consensus Development Conference on Diabetic Foot Wound care; 7-8 April 1999, Boston, Massachusetts. Diabetes care 1999; 22: 1354-60.

22. Pecoraro RE, Reiber GE, Burgess EM. Caminho para a amputação de membros diabéticos. Base para a prevenção. Cuidados com a diabetes 1990; 13: 513-21.

23. National Diabetes Data Group (U.S). Diabetes na América. 2 ed. Bethesda, Md: National Institutes of Health, National Institute of Diabetes and Digestive and Kidney Diseases, 1995; publicação do NIH no. 95-1468.

24. Frykberg RG, Armstrong DG, Giurini J, Edwar ds A, Kravette M, Kravitz S, et al. Diabetic foot disorders: a cinical practice guideline. American College of foot and Ankle Surgeons J Foot Ankle Surg 2000; 36 (5 Suplemento): S 1-60.

25. Boyko EJ, Ahroni J.H, Stensel V, Forsberg RC, factores Diavignon para úlcera diabética: o Estudo do Pé Diabético de Seattle. Diabetes care 1999; 22: 1036-42.

26. Caballero E, Frykberg RG. Diabetic Foot infection S.J Foot Ankle Surg 1998l; 37: 248-55.

27. Lipsky BA, Pecoraro RE, Wheat LJ. O pé diabético. Infecção dos ossos da extremidade dos tecidos moles. Infect Dis Clin North Am 1990; 406-32.

28. Lipsky BA. Osetomielites do pé em pacientes diabéticos. Clin Infect Dis 1997; 25: 1318-26.

29. Associação Americana de Diabetes. Cuidados com os pés em pacientes com diabetes mellitus em: prática clínica recomendada. Cuidados com a Diabetes. 19 (suplemento I), PP 23-24, 1996.

30. Sarnow M.R, Veres A, Rosenblum B.I, In Shoes foot Medições de pressão em pacientes diabéticos com pés em risco e em indivíduos saudáveis. Cuidados com diabéticos. 17: 1002-6. 1994.

31. Capto G.M, et al. Assesment and management of foot disease in patients with diabetes. The New England Journal of medicine. 331: 884-860, 1994.

32. Alberti R.A, Defonzo H. Livro de texto internacional da diabetes mellitus. New York. John Wiley e filhos. PP 6-15, 1536-1545, 1992.

33. Brodsky J.W., o pé diabético: Cirurgia do pé e tornozelo. (Mann A., Coughlin M.) 6ª ed. Vol 2. St. Louis. Mosby PP 877-958, 1993.

34. Parker F. Distúrbios do metabolismo: Dermatologia (Moschellas, hurley H.) 3ª ed. Vol 2.phyladelphia W.B.Saundres.PP 1638-1639,1992.

35. Mansell G.L, Douglas, Bennett J.E, Principles and Practice of infections disease. 4ª ed. New York. Churchill Livingstone. P 919, 1996.

36. Beker K.L., Bilezikian J.P. Princípios e prática da endocrinologia e do metabolismo. Philadelphia. Lippincott co. PP 1172-1175, 1990.

37. Lavery L.A., Walker S.C., Harkless L.B. Feridas de perfuração infectadas em adultos diabéticos e nondiabéticos. Cura de Diabetes. 18: 1588-1561, 1995.

38. Krupp A.M., Chalton J.M. Corrigir o diagnóstico e tratamento médico. Calidornia. Long Mediacal Publications. PP 262-264, 75 2-755, 1982.

39. Margart e et al. Como cuidar do pé diabético. Revista Americana de Enfermagem. PP 50-56, 1991.

40. Dissertação da Sra. Arezoo Taherpour, "Estudo dos factores bacterianos nas infecções dos pés de diabéticos", para receber um mestrado em microbiologia, 1996-1997, Shahid Beheshti University School of Medicine.

41. A dissertação da Dra. Masoumeh Navidinia, sob a orientação da Dra. Gita Eslami, "Determinando a prevalência de resistência de bactérias anaeróbicas em infecções de pele de pacientes encaminhados para o Hospital Loghman nos anos 80-81", para receber um mestrado da Faculdade de Medicina Científica da Universidade Shahid Beheshti.

42. E.C. Ohanka & O.Osarenkhoeo- "In patients Management of Leg ulcers" - Jornal da Mídia da África Oriental. 1999, Dezembro; 76 (12): 687-9.

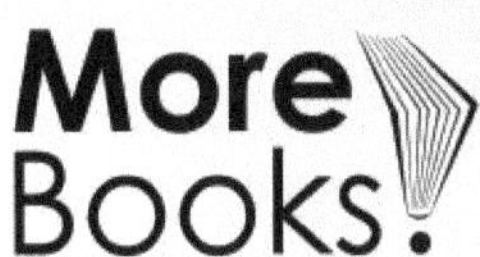

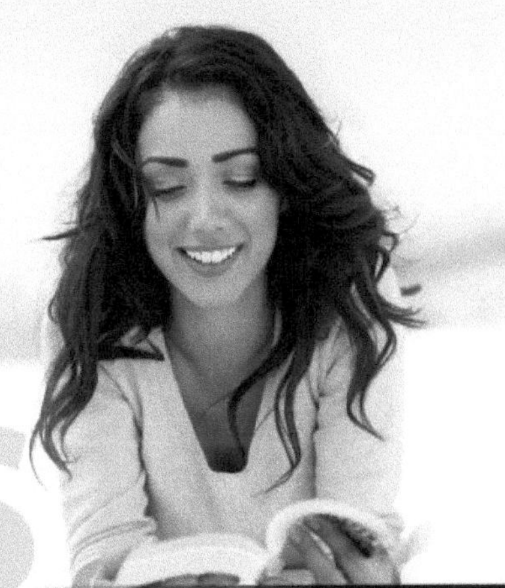

Buy your books fast and straightforward online - at one of world's fastest growing online book stores! Environmentally sound due to Print-on-Demand technologies.

Buy your books online at
www.morebooks.shop

Compre os seus livros mais rápido e diretamente na internet, em uma das livrarias on-line com o maior crescimento no mundo! Produção que protege o meio ambiente através das tecnologias de impressão sob demanda.

Compre os seus livros on-line em
www.morebooks.shop

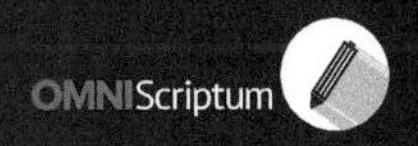

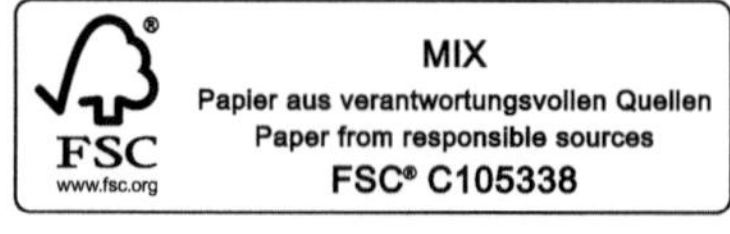

Printed by Books on Demand GmbH, Norderstedt / Germany